Traumdeutung

Traumsymbole verstehen und Träume deuten - Was sich hinter unseren Träumen verbirgt und wie wir diese richtig deuten, um unser Leben positiv zu gestalten

Autorin: Yasmin Stenz

INHALT

EINLEITENDER GEDANKE

Über 40.000 Stunden verbringt der durchschnittliche Mensch im Laufe seines Lebens im Land der Träume. Ganz schön viel, oder? Und auch, wenn Sie sich an viele Ihrer Träume gar nicht mehr erinnern können, ist es wissenschaftlich erwiesen, dass wir Menschen jede Nacht träumen – durchschnittlich über 1,5 Stunden pro Nacht!

In den meisten Fällen sind Träume etwas wirklich Schönes: Sie entführen uns in eine Welt, in der alles möglich zu sein scheint. In unseren Träumen können wir Dinge erleben und sehen, die uns in der Realität nicht zugänglich sind. Doch Träume sind noch so viel mehr als reine Bilder, die vor unserem geistigen Auge erzeugt werden. Träume sind vor allem für die Gesundheit von großer Bedeutung – vor allem für die seelische und geistige Gesundheit. Das Träumen ermöglicht es, alle Eindrücke und Emotionen, die tagsüber durchlebt werden, zu verarbeiten. Im Schlaf können wir also Erlebtes verdauen und sortieren. Kein Wunder also, dass einem oft geraten wird, man solle doch erst einmal eine Nacht darüber schlafen! Tatsächlich sieht man manche Dinge nach einer erholsamen Nacht mit anderen Augen, denn der Körper kann im Schlaf und mit Hilfe des Träumens tatsächlich lernen. Er verarbeitet Fragen, Konflikte, Probleme und Sorgen buchstäblich im Schlaf. Zugleich können angenehme Träume der Regeneration und Erholung dienen.

Der Schriftsteller Victor Hugo schrieb einst in seinem berühmten Buch „Les Misérables“ über das Träumen:

„Denken ist die Arbeit des Intellekts, Träumen sein Vergnügen.“

Damit beschreibt der Autor vor allem die Freude, die das Träumen vermitteln kann. Oft bringt uns das Träumen allerdings auch zum Nachdenken – vor allem dann, wenn wir nicht wissen, wieso wir manche Dinge träumen. Manche Träume lassen uns ratlos, vielleicht sogar ängstlich zurück. Bestimmt kennen auch Sie dieses Gefühl.
Oft tauchen dann verschiedene Fragen auf: Warum träume ich von diesem oder jenem? Was versuchen meine Träume mir zu sagen? Wie gehe ich richtig mit diesen um?
Genau diesen Fragen soll der Ratgeber, den Sie in den Händen halten, auf den Grund gehen. Er soll Ihnen Einblicke in die Welt der Träume und deren Bedeutung geben und Ihnen zeigen, wie Sie die Symbole, die Ihnen nachts in Ihren Träumen begegnen, deuten können. Träume können nämlich

nicht nur schön sein, sondern vor allem eins: Eine Menge über uns verraten – über unsere innersten Gefühle und Sehnsüchte, über unsere Ängste und unsere geheimsten Wünsche. Sie können Ihnen dabei helfen, Probleme zu erkennen und womöglich auch zu lösen. Erfahren Sie auf den nächsten Seiten alles rund um das Thema Traumdeutung und lernen Sie die Symbole, die Ihnen in Ihren Träumen begegnen, zu deuten, aber auch eine kritische Beleuchtung und negative Aspekte der Traumdeutung möchte ich Ihnen nicht vorenthalten.

Über das Träumen

Sie kennen nun schon einige Zahlen und Fakten über das Träumen. Und dennoch haben Sie sicherlich auch noch viele offene Fragen. Einige von diesen möchte ich Ihnen nun beantworten.

Wann träumen wir?

Um diese Frage beantworten zu können, ist es wichtig zu wissen, dass der Schlaf in verschiedene Phasen gegliedert wird. Diese wären: Einschlafphase, Leichtschlafphase, Tiefschlafphase und die REM-Phase. Grundsätzlich ist es möglich und durchaus üblich, während jeder dieser vier Phasen zu träumen. Besonders häufig und ausgeprägt träumen wir jedoch während der sogenannten REM-Phase. Die Abkürzung REM steht übrigens für: Rapid Eye Movement, was zu Deutsch so viel wie „schnelle Bewegungen mit dem Auge“ bedeutet. Diese schnellen Bewegungen werden unter dem geschlossenen Lid vollzogen. Dies lässt jedoch bereits vermuten: Während dieser Schlafphase sind wir beziehungsweise unser Gehirn sehr „aktiv“.
Innerhalb einer einzigen Nacht kann der Mensch bis zu sechs REM-Phasen durchleben. Dabei kann eine einzige Phase zwischen fünf und zwanzig Minuten

andauern. Insgesamt kommt man so auf eine Traum-Dauer von 1,5 Stunden. Tendenziell werden die REM-Phasen, je näher sie sich dem Morgen und dem Aufwachen annähern, immer intensiver und länger.
Mit Hilfe von speziellen Messtechniken und EEGs (Elektroenzephalografie) konnte nachgewiesen werden, dass unser Hirn während dieser Phase am aktivsten ist. Aber keine Sorge: Unsere Muskeln sind an dieser gesteigerten Aktivität (in der Regel!) nicht beteiligt. Dies führen Wissenschaftler auf einen natürlichen Schutzmechanismus des Menschen zurück, der verhindert, dass wir uns während des Schlafens verletzen.

Wann kann man sich an Träume erinnern?

Die Voraussetzung dafür, seine Träume deuten zu können, sind natürlich Träume, an die man sich erinnern kann. Studien haben gezeigt, dass sich rund 75 % aller Menschen regelmäßig an ihre Träume erinnern können. Allerdings ist auch hierbei nur die Rede von einem Bruchteil aller Träume.
Genau genommen ist es allerdings gar kein gutes Zeichen, wenn wir uns allzu oft und zu genau an unsere Träume erinnern können – laut Schlaf-Forschern ist das nämlich ein Zeichen für unruhigen Schlaf. Eine Studie konnte sogar belegen, dass

Menschen, die sich an ihre nächtlichen Träume erinnern können, doppelt so häufig an Schlaflosigkeit oder unruhigen Nächten leiden wie Personen, die keine Erinnerungen an ihre Träume haben.

Ebenfalls interessant zu wissen: Nur weil man sich an seine Träume erinnern kann, heißt das nicht automatisch, dass man mehr träumt als andere. Dies kann lediglich ein Indiz dafür sein, dass man einen leichteren Schlaf hat und während des Schlafens empfindsamer ist.
Wie gut oder schlecht man sich an seine Träume erinnern kann, hängt auch von der Schlaf-Phase ab, in der man sich kurz vor dem Aufwachen befindet. Sie haben bereits gelernt, dass man vor allem während der REM-Phase sehr intensiv träumt – wird man also während dieser Phase wach, ist es sehr wahrscheinlich, dass man sich äußerst detailliert an seinen Traum erinnern kann.

Wer einen zu tiefen und festen Schlaf hat, kann also durchaus vor dem Problem stehen, sich nicht an seine eigenen Träume erinnern zu können. Was können Sie in so einem Fall tun? Vor allem dann, wenn Sie Ihre Träume deuten und mehr darüber erfahren wollen? Meine persönliche Empfehlung für Sie: Führen Sie ein Traumtagebuch. Hierfür legen Sie sich ein kleines Büchlein und einen Stift am besten direkt neben Ihr Bett, da mit jeder Minute, ja sogar Sekunde die Erinnerungen an Details des Traumes schwinden. In diesem Buch notieren Sie alle Dinge, an die Sie sich erinnern können. Ein Traumtagebuch ermöglicht es Ihnen nicht nur Ihre Träume zu analysieren, sondern darüber hinaus auch zu beobachten, wie sich Ihre Träume entwickeln. Anbei eine kleine Hilfestellung, auf welche Dinge Sie bei Ihrem Traum-Tagebuch eingehen sollten:

- Welche Thematiken beschäftigen Sie regelmäßig in Ihren Träumen?
- Gibt es bestimmte Symbole, die immer wieder in Ihren Träumen auftauchen?
- Wie entwickeln sich Ihre Träume? Entwickeln Sie sich weiter?
- Gibt es bestimmte Symbole oder Handlungen, die aus Ihren Träumen verschwunden sind?

Es empfiehlt sich, Ihr Traumtagebuch ca. alle zwei Wochen genauer anzuschauen und zu beobachten, ob es irgendwelche Auffälligkeiten oder Tendenzen gibt. Wie Sie Träume genau deuten können, erfahren Sie im weiteren Verlauf dieses Buches!

Was bedeuten Albträume?

Im Grunde beschreibt der Begriff „Traum“ etwas Schönes und Positives. Nicht umsonst heißt es: „Träume werden wahr!“ Träume beschreiben unsere tiefsten Sehnsüchte und Wünsche und ermöglichen es uns Dinge zu „erleben“, die uns im realen Leben so niemals widerfahren würden. Doch das Träumen hat auch eine dunkle Seite: Die sogenannten Albträume, die von unseren Ängsten und Schattenseiten geprägt sind. Albtraum oder auch Alptraum (im Althochdeutschen stehen beide Schreibweisen gleichberechtigt nebeneinander) heißt es, weil ein Alb oder Elb nach der germanischen Mythologie ein für die Träume zuständiger Naturgeist war. Schlechte Träume wurden darauf zurückgeführt, dass sich das tückische, koboldhafte Wesen auf die Brust setzt und das unangenehme Druckgefühl auslöst, weshalb man zum Albtraum auch Albdruck sagte. Die Bibel nennt solche Geister Dämonen. Diese können einen Menschen angreifen (2. Korinther 12,7) oder sogar besetzen (Markus 5,3-6, Lukas 8,26) sodass der Betroffene vom Dämon gesteuert wird und nicht mehr Herr über sich selbst ist. Nicht selten führen solche Träume dazu, dass man mitten in der Nacht schweißgebadet aufwacht und reale Angst oder Selbstzweifel empfindet. Ja – Träumen kann auch Angst, Panik und Unwohlsein in uns auslösen und Szenen vor unserem geistigen Auge heraufbeschwören, die wir lieber nicht sehen wollen. Albträume können aber auch schlicht durch schlechte Erlebnisse während des Tages oder auch durch traumatische Bilder in Nachrichten (deshalb am besten keine Nachrichten schauen) oder Horrorfilmen hervorgerufen werden. Beschäftigen Sie sich tagsüber also lieber mit guten Dingen, so wie es der Apostel Paulus in seinem Brief an die Römer vorschlägt: *„Verabscheut das Böse, hängt dem Guten an."* (Römer 12,9). Am besten auch vor dem Schlafengehen zur Ruhe kommen und nicht allzu viel sinnieren, denn laut Prediger 5,2 kommt bei viel Geschäftigkeit der schlimme Traum. Albträume können auch geistige Attacken des Feindes Gottes sein, denn der Apostel Petrus warnt im 1. Petrusbrief 5,9, dass euer Feind, der Teufel, wie ein brüllender Löwe umherstreift und jemanden sucht, den er verderben kann. Sind wir jedoch mit dem Herrn Jesus Christus verbunden, so sorgt er dafür, dass wir ruhig schlafen können: *„In Frieden leg ich mich nieder und schlafe ein, denn du allein, Herr, lässt mich sorglos ruhen"* (Psalm 4,9).

Eine Studie hat herausgefunden, was die häufigsten Symbole sind, die uns in Albträumen begegnen:

- Fallen / In einen Abgrund Stürzen

- Menschenjagd / Verfolgt werden
- Paralyse / Der Körper ist gelähmt und kann beispielsweise nicht flüchten
- Unpünktlichkeit / Zuspätkommen bei einem wichtigen Ereignis
- Verlustängste / Geliebte Menschen durch Tod oder Verschwinden zu verlieren

Auch im weiteren Verlauf dieses Ratgebers werden diese Symbole noch intensiver behandelt. Fest steht jedoch: Albträume sind für die Traumdeutung eine große Herausforderung. Sie können ein Hinweis auf tiefgreifende Ängste sein, die tief in uns verwurzelt sind. Oder eben ein Angriff der oben bereits erwähnten Dämonen. Doch auch andere Faktoren können zu Albträumen führen. Dazu zählen Medikamente, Alkohol oder zu viel Stress. Dies kann eine Traumdeutung erheblich erschweren.

Kann mir Traumdeutung helfen?

Dies ist wohl eine der interessantesten Fragen überhaupt. Was bringt es mir nun eigentlich meine Träume zu deuten? Kann mir dies wirklich helfen?

Tatsächlich können Träume wichtige Hinweise auf das reale Leben liefern – sofern man seine Träume richtig deutet. Manche Traumdeuter gehen sogar soweit, sehr wichtige Entscheidungen mit Hilfe ihrer Träume zu fällen – beispielsweise die Frage danach, ob man ein Kind möchte oder aber die Frage nach dem richtigen Studiengang oder dem richtigen Job. An dieser Stelle stellt sich natürlich die Frage: Sind Träume wirklich dafür geeignet bei solchen Entscheidungsprozessen zu helfen?

Nun, es gibt durchaus einige Argumente, die dafür sprechen: In Ihren Träume verarbeiten Sie zahlreiche Emotionen, Wünsche und Gedanken – eben auch die unterbewussten, die es möglicherweise noch nicht geschafft haben bis in Ihr Bewusstsein vorzudringen, aber doch ganz tief in Ihrem Inneren vorhanden sind. Im besten Fall kann Ihnen das Deuten Ihrer Träume also dabei helfen, herauszufinden, was Sie wirklich wollen und was Ihre innersten Wünsche und Sehnsüchte sind. Beachten Sie aber, dass das sog Unterbewusstsein nicht allwissend ist. Dem Unterbewusstsein wird heutzutage eine Rolle zugesprochen, die es schlicht und ergreifend nicht gibt. Oder glauben Sie wirklich in Ihrem Inneren sitzt eine Intelligenz, die sich nur über Träume oder sonstige Trancezustände offenbart? Diese Gottheit, die sich in uns selbst versteckt haben soll, entspringt fernöstlichen Mythen, die einen immer mehr von dem wahren Gott entfernen, ja gerade dazu verführen uns selbst bzw. eben das Unterbewusstsein zu Gott machen zu wollen, exakt so wie es die Schlange Eva versprochen hatte, wenn sie von der Frucht isst. Wollen Sie lieber der Schlange glauben und sich durch das Erhöhen Ihres Unterbewusstseins zu Gott aufschwingen oder demütig durch das Lesen des Wortes Gottes herausfinden, wer Gott ist und was er für uns Menschen vorgesehen hat?

Zugleich sollten Sie auch dies beachten: Träume sind auf gar keinen Fall mit Prophezeiungen gleichzusetzen! Sie können mit Hilfe Ihrer Träume zwar viel über sich selbst erfahren, die eigene Zukunft sagen Ihnen Ihre Träume jedoch nicht voraus – und das ist auch gut so. Wichtig ist es immer, die eigenen Träume in einem Kontext zu betrachten und bestimmte Inhalte symbolisch zu verstehen.

Manche Fragen sind sicherlich gut geeignet, um in Ihren Träumen nach Antworten oder versteckten Hinweisen zu suchen. Andere Zeichen und Symbole sollten wiederum nicht überbewertet werden. Und sollten Sie sich unwohl fühlen, überhaupt Träume zu deuten, dann lassen Sie es lieber sein. Dieser Ratgeber will Sie nicht zur Traumdeutung animieren, sondern eher zu Vorsicht mahnen, aber Ihnen auch gleichzeitig vermitteln, wie Träume heutzutage gedeutet werden. Sie müssen Ihrem Gewissen folgen und sich fragen: „Will ich wirklich meine Träume deuten oder war ich einfach nur neugierig mehr darüber zu erfahren?“ Gott hat Ihnen einen freien Willen gegeben und dieses Buch soll Ihnen dabei helfen auf dem Gebiet der Traumdeutung Ihre freie Entscheidung zu treffen. Das Spiel mit dem Feuer (hier der dämonischen Welt und der Abkehr von Jesus Christus) oder lieber auf Nummer sicher gehen und sich die Finger lieber nicht verbrennen. Ihre Entscheidung!

Traumdeutung – Eine Wissenschaft für sich?

Das Deuten von Träumen oder auch Oneirologie (griechisch ὄνειρος oneiros, deutsch ‚der Traum') genannt, ist beinahe genauso alt wie die Menschheit selbst. Seit Anbeginn der Zeit sind die Menschen vom Träumen fasziniert: Von den fremden und faszinierenden Welten, in denen alles möglich zu sein scheint – fliegen, zaubern oder sonstige übernatürliche Eigenschaften zu haben. Aus alten Schriften geht hervor, dass bereits in der Antike intensiv zum Thema „Traumdeutung" geforscht wurde. Bereits vor hunderten von Jahren haben die Menschen angefangen die Symbole und Themen, die ihnen in ihren Träumen begegneten, zu deuten und zu erforschen. Viele Deutungsansätze sind bis heute gleich geblieben. In der heutigen Gesellschaft hält sich die Annahme, dass Traumdeutung doch nur „Hokuspokus" sei, hartnäckig. Warum dies nicht ohne Berechtigung ist, werde ich Ihnen weiter unten aufzeigen. Die Wissenschaft lässt sich jedoch davon nicht abbringen und stellt fleißig Theorien auf, obwohl man sich aufgrund der fortschreitenden Wissenschaft zumindest von der Oneiromantie (Die Oneiromantie ist ein moderner Fachbegriff für die Weissagung durch Träume; er setzt sich aus dem griechischen Wort für Traum (ὄνειρος) und dem für Wahrsager (μάντις) zusammen) komplett distanziert hatte. Einige dieser Wissenschaftler, aber auch Philosophen sollen hier mit ihren Theorien vorgestellt werden.

Sigmund Freud und die Psychoanalyse

Sigmund Freud ist einer der bekanntesten Psychoanalytiker aller Zeiten. Im Jahr 1899 veröffentlichte er sein bekanntes Werk „Die Traumdeutung“, mit dem er die Traumforschung nachhaltig beeinflusste und möglicherweise sogar revolutionierte. Sein Ansatz: Er brachte Traumsymbole mit persönlichen Erlebnissen aus der Vergangenheit in einen Zusammenhang. Jeden Traum betrachtete er als unbewusste „Wunscherfüllung“ verdrängter Triebe. Unterbewusstes würde laut Freud durch das Träumen in das Bewusstsein des Betroffenen gelangen.

Dieser Ansatz war für Traumdeutung revolutionär, da bisher davon ausgegangen wurde, dass Träume nicht im direkten Bezug zum Träumenden stünden.

Erst Freuds theoretische Ansätze machen es uns heute möglich, Träume in Abhängigkeit unseres eigenen Wesens zu deuten und so Rückschlüsse über uns selbst und unsere verborgenen Gefühle ziehen zu können. Allerdings sollte man hier beachten, dass unsere Träume keinesfalls nur Ausdruck einer Wunscherfüllung, schon gar nicht lediglich von verdrängten Sexualtrieben sein können, wenn man die komplexen Abläufe unseres Gehirns beim Träumen beachtet. Ein neurowissenschaftlicher Beweis blieb somit bis heute aus.

Der amerikanische Psychiater John Atkinson Hobson war ein starker Gegner der Freud'schen Traumtheorien und versuchte, eine rein neurobiologische Interpretation der Traumprozesse durch das komplexe Zusammenspiel von hirnelektrischen Mechanismen und der Wirkung bestimmter chemischer Botenstoffe zu liefern. Gemäß seiner Theorie würde das Gehirn im Schlaf durch die Aktivierung bestimmter Gehirnareale versuchen, einer zufälligen Ansammlung von Nervenimpulsen einen eigenen Sinn zu geben. Diese Theorie heißt „activation synthesis hypothesis". Die psychoanalytische Traumdeutung nennt er abschätzig die „Mystik der Glückskeks-Traum-Interpretation".

Mark Solms Studien

Auch der Anhänger der Freud'schen Lehre Professor Mark Solms, der als Neurowissenschaftler, Psychoanalytiker und Traumforscher tätig war, trug einen großen Beitrag zur Traumforschung, wie wir sie heute kennen, bei. Viele Jahre lang hat er in dem Bereich geforscht und zahlreiche Untersuchungen durchgeführt. Er kam schließlich zu dem Ergebnis, dass ein Träumender während des Träumens stark von seinen Emotionen gelenkt wird und seine Hand-lungen nicht wie im Wachzustand im Griff hat.

Solms stellte die Theorie auf, dass Menschen während des Träumens um einiges primitiver reagieren als Menschen im Wachzustand. Ist ein Mensch wach, dominiere Logik und Vernunft. Träumt ein Mensch, so würden Emotionen und Impulse dominieren. Solms war außerdem – ähnlich wie Freud – der Ansicht, dass Träume unser innerstes Wesen offenlegen können. Dies allerdings nur unter der Voraussetzung, dass man seine eigenen Träume analysiert und untersucht. Zu beachten ist jedoch, dass man zwar einen gewissen Symbolismus in Träumen findet, aber wie man dies genau neurowissenschaftlich angehen will, ist unmöglich, weil man jemanden während des Träumens nicht nach einem Symbol untersuchen kann. Somit muss man sich auf das verlassen, was der Träumende anschließend erzählt und dies ist definitiv nicht mehr mit dem ursprünglichen Traum identisch, sondern durch den Filter des wachen Gehirns gegangen. Somit bleibt im Prinzip keine Traumdeutung, sondern lediglich eine Traum-

ERINNERUNGSsdeutung. Dies sollte man im Hinterkopf haben, ehe man den Theorien Solms und der anderen Traumanalytiker Gehör schenkt.

Die Theorien des Michael Schredl

Der Psychologe Michael Schredl arbeitet als wissenschaftlicher Leiter des Schlaflabors am Institut für seelische Gesundheit in Mannheim und ist damit ein wahrer Experte auf dem Gebiet rund ums Träumen. Er ist sich sicher, dass es einen Zusammenhang zwischen dem, was wir tagsüber erleben und dem, was wir nachts träumen, gibt. Seiner Theorie nach verarbeiten wir das Erlebte in der Nacht während des Träumens. So lässt es sich auch erklären, wieso uns in vielen Träumen Personen oder Orte begegnen, über die wir tagsüber viel nachgedacht haben.

Weitere von Schredl durchgeführte Studien haben gezeigt, dass wir während des Träumens allerdings nicht nur aktuelle Erlebnisse verarbeiten, sondern auch Ereignisse aus der Vergangenheit. Wobei Studien herausgefunden haben, dass die Erlebnisse in der Mehrzahl vom Vortag waren und nicht aus der Vergangenheit stammten. Oftmals treten solche Dinge dann symbolisch in unseren Träumen auf. Die Symbole sind oft überzogen und müssen erst gedeutet werden: Wer zum Beispiel mit einer schwierigen beruflichen Situation zu kämpfen hat, dem mag dies im Traum möglicherweise als Erdbeben begegnen. Damit vertritt Schredl ganz klar die These, dass Träume wichtige Hinweise und Indizien auf real bestehende Probleme und Ängste geben können, allerdings nicht als Hellseherei betrachtet werden sollen.

Träume können mehr als zusammenhangslose Bilder und Symbole, die unser geistiges Auge hervorruft, sein, bewiesen ist dies jedoch bislang noch nicht. Im Nachfolgenden werden Sie erfahren, wie Sie Traumsymbole deuten können. So viel vorweg: Je öfter und intensiver Sie sich mit Ihren Träumen auseinandersetzen, desto besser wird es Ihnen gelingen die Bedeutung dahinter zu begreifen.

Ein Blick in die Vergangenheit

Seit Anbeginn der Zeit waren die Menschen vom Träumen fasziniert. Schon früh haben sie damit begonnen, ihre Träume genauer zu analysieren und schließlich auch zu deuten. Besonders in der Antike haben sich zahlreiche Philosophen und Gelehrte mit dem Träumen auseinandergesetzt und darin die Antworten auf wichtige Fragen gesucht. Dem Träumen wurde eine göttliche oder dämonische Quelle zugeschrieben, die dem Menschen auf diesem Wege eine Botschaft übermittelte oder ihn in Versuchung führte. Zwar wurde die Traumdeutung häufig als „Hokuspokus" abgetan oder aber mit Aberglauben gleichgesetzt, dennoch blieb sie stets ein wichtiger Teil der Gesellschaft – an dieser Tatsache konnte auch die Ausbreitung der monotheistischen Religionen nichts ändern, obwohl Traumdeutung als Zeichendeuterei bereits bei Mose unter anderem in 5. Mose 18,10 als ein Gräuel für den Herrn bezeichnet wurde. Jedoch werden heutzutage viele Verbote Gottes teilweise sogar legal betrieben. Manches darf man nicht einmal erwähnen, ohne sich selbst einer Verfolgung preiszugeben, sodass verbotene Handlungen aus der Bibel gerade hohe Resonanz in allen Gesellschaften finden. So ist es heute ganz normal, solchen „Hokuspokus" zu betreiben und sich damit der

Gefahr von Dämonen auszusetzen. Siehe hierzu auch das Buch „Schamanismus“ von Wolfgang Sonnscheidt.

Im Mittelalter und Spätmittelalter wurden sogar Traumbücher – auch Wahrsagebücher genannt – verkauft. Die Bücher wurden beispielsweise dazu genutzt, das Wetter vorherzusagen oder Krankheitsverläufe positiv zu beeinflussen. Hierzu wurden häufig völlig willkürlich irgendwelche Seiten aufgeschlagen – mit dem Traumdeuten, das wir heute kennen, hat dies nur sehr wenig zu tun.

Während der Epoche der Aufklärung wurde das Deuten von Träumen erstmals in Frage gestellt und bezweifelt. Erst seit Sigmund Freud und seinem Schüler Carl Gustav Jung hat die Traumdeutung eine Renaissance gefunden. Bis heute haben deren theoretische Ansätze, die bis heute Theorie blieben, da sie nie bewiesen werden konnten, einen großen Einfluss auf die moderne Traumdeutung. Man beachte jedoch, dass Carl Gustav Jung selbst bekannte, von einem Dämonen besessen zu sein: *„Es war eine dämonische Kraft in mir ... Das Gefühl, einem höheren Willen zu gehorchen, wenn ich dem Ansturm des Unbewussten standhielt, war unabweislich und blieb richtunggebend in der Bewältigung der Aufgabe. Ich war oft so aufgewühlt, dass ich die Emotionen durch*

Yogaübungen ausschalten musste ... Sobald ich das Gefühl hatte, wieder ich selbst zu sein, gab ich die Kontrolle auf und ließ den Bildern und inneren Stimmen erneut das Wort" (Nannen, E.: Carl Gustav Jung: Der getriebene Visionär. Berneck 1991, S. 79)

Damit die Praktik des Traumdeutens wirklich funktioniert, muss man also zwangsläufig auf lange Sicht mit Dämonen zusammenarbeiten. Dies ist der Grund, warum es in der Bibel bereits zu Zeiten Mose verboten wurde. Dieses Verbot sollte also nicht als Spaßbremse dienen, sondern als Schutz vor der dämonischen Welt. Traumdeuterei gehört zur Kategorie der Wahrsagerei und steht damit auf einer Stufe mit Kartenlegen, Orakelbefragung, Leberschau, Sterndeutung (Horoskop).
Selbst, wenn man nicht an eine geistige Welt glauben kann, so sollte man aber den psychologischen Aspekt beachten: Es besteht die Gefahr, dass die Erkenntnisse aus der Traumdeutung, ob nun zutreffend oder völlig verkehrt, die seelischen Probleme verschlimmern, weil man ihnen nicht gewachsen ist. Insbesondere können dadurch zum Beispiel Angstzustände, Depressionen, Schuldgefühle oder gar Suizidgedanken auftreten, weil man in den Träumen Einblicke in unbewusste psychische Inhalte und Vorgänge erhält, die zutiefst verunsichern und erschüttern können.

Die verschiedenen Traumarten

Dass Träume sehr unterschiedlich sein können, ist bekannt. Sie können fröhlich oder traurig sein, von Liebe und Lust, aber auch von Angst und Hass handeln. In der Traumforschung konnten mittlerweile verschiedene immer wiederkehrende Muster klassifiziert werden. Es haben sich zahlreiche Traumsymbole und Inhalte herausgebildet, die für bestimmte Deutungen stehen. Man kann Träume also sehr gut inhaltlich klassifizieren. Darüber hinaus bietet es sich jedoch auch an, Träume nach ihrer Erlebnisform zu unterteilen – Träume können nämlich nicht nur nachts während des Schlafens, sondern durchaus auch im Wachzustand auftreten, sogenanntes Tagträumen.

Inhaltliche Klassifizierung von Träumen

Diese Art der Klassifikation bezieht sich einzig und allein auf den Inhalt Ihrer Träume. Die übergeordnete Unterscheidung, die hierbei getroffen wird, ist die zwischen „guten“ Träumen und Albträumen. Letztere sind dadurch definiert, dass Albträume Sie mit Ihren Ängsten auf verschiedenste Art und Weise konfrontieren. Die Bilder, die Ihr Gehirn während eines Albtraums produziert, sind meist höchst angsteinflößend und unheimlich. Sie können sogar so verstörend sein, dass sie dazu führen, mitten in der Nacht aus dem Schlaf hochzuschrecken.

Sehr weit verbreitet sind zudem erotische Träume, die oftmals verborgene Sehnsüchte widerspiegeln. Zwar handeln erotische Träume oftmals von sexuellen Inhalten – die Sehnsucht, die sich dahinter verbirgt, muss jedoch nicht zwingend sexueller Art sein. Wenn man also beispielsweise von Geschlechtsverkehr mit einem guten Freund oder dem Arbeitskollegen träumt, muss dies nicht zwingend ein Hinweis darauf sein, dass man mit dieser Person auch im realen Leben gerne intim werden würde. Ein Traum dieser Art kann auch ganz einfach die tiefe Verbundenheit, die Sie dieser Person gegenüber verspüren, ausdrücken.

Natürlich gibt es noch zahlreiche weitere Traumarten. Oftmals fließen auch mehrere Traumarten ineinander über, sodass es gar nicht möglich ist einen Traum einer einzigen Kategorie zuzuordnen. Eine weitere Unterscheidung, die man beispielsweise treffen kann, ist die Unterscheidung zwischen Träumen von Personen und Träumen von Tieren.

Des Weiteren sollte man sich immer auch die Frage stellen, welche Rolle man selbst in seinen Träumen einnimmt: Sind Sie eher aktiv oder doch mehr passiv? Führen Sie Handlungen selbst durch oder agieren Sie mehr als passiver Zuschauer? Träume, die voller Aktivität strotzen, können beispielsweise ein Hinweis auf großen Tatendrang sein und offenbaren, dass Sie etwas Bestimmtes unbedingt tun wollen. Erleben Sie Träume eher passiv, kann das darauf hindeuten, dass Sie sich momentan etwas hilflos fühlen – also beispielsweise eine Situation durchleben, in die Sie nicht eingreifen oder die nicht gelenkt werden kann. Möglicherweise liefert Ihnen ein solcher Traum auch Hinweise, die Ihnen dabei helfen können, etwas an Ihrer Situation zu ändern.

Kognitive Klassifizierung von Träumen

Neben der inhaltlichen Klassifizierung kann man Träume auch kognitiv klassifizieren. Hierbei kommt es auf die Art und Weise an, wie Sie selbst Ihre Träume erleben und wahrnehmen. Am weitesten verbreitet sind wohl die klassischen passiven Träume: Diejenigen, die man nicht steuern kann und während des Träumens als reale Begebenheit hinnimmt. Im Gegensatz zu dieser Art von Träumen stehen sogenannte luzide Träume. Diese Traumart bezeichnet Träume, in welchen sich der Träumende sehr wohl bewusst ist, dass er gerade träumt. Dieses

Bewusstsein führt dazu, dass er seine Träume aktiv steuern kann und diese fast wie im Wachzustand wahrnimmt. Der Träumende hat die komplette Macht über die Handlung des Traums – auch wenn er sich währenddessen im Tiefschlaf befindet.

Eine weitere weitverbreitete Traumart sind Tagträume. Der wohl größte Unterschied zwischen Tagträumern und Nachtträumern: Tagträumer sind wach. Ähnlich wie luzide Träumer sind sie sich der Tatsache, dass sie gerade träumen, sehr bewusst. Von Psychologen wird das Tagträumen oftmals auch als Bewusstseinserweiterung bezeichnet, bei der der Betroffene seine gesamte Aufmerksamkeit von außen nach innen richtet.

Wissenschaftliche Klassifizierung von Träumen

Die wohl größte wissenschaftliche Unterscheidung zwischen Träumen ist die zwischen REM-Träumen und NREM-Träumen. Wie Sie bereits auf den vorhergegangenen Seiten erfahren haben, finden die meisten Träume während der REM-Phase statt. Sie sind durch schnelle Augenbewegungen unter den Lidern gekennzeichnet und treten häufig kurz vor dem Erwachen auf. An diese Art von Träumen können sich die meisten Menschen sehr gut erinnern. All diejenigen Träume, die nicht während der REM-Phase auftreten, werden der Non-REM-Phase zugeordnet. Diese Träume werden häufig von reinen Gedanken dominiert, ohne dass dabei bildliche Reize im Vordergrund stehen. An diese Art von Träumen können wir uns in der Regel auch nur sehr schlecht erinnern – der Hauptgrund, wieso Wissenschaftler bis vor kurzem davon ausgegangen sind, dass der Mensch lediglich in der REM-Phase träumen kann.

Zu den NREM-Träumen zählen auch die sogenannten Einschlafträume. Wie der Name bereits verrät, ereignen diese sich kurz vor dem Einschlafen – also in der Übergangsphase von Wach- zu Schlafzustand. Oftmals knüpfen diese Träume an die Gedanken an, die man kurz vor dem Einschlafen hatte. Am nächsten Morgen erinnert man sich an diese Träume jedoch meist nicht mehr.

Auch die sogenannten Pavor nocturnus-Träume (lateinisch für „nächtliche Angst“) zählen zu den NREM-Träumen. Verwechselt werden diese oftmals mit gewöhnlichen Albträumen. Letztere treten jedoch ausschließlich während der REM-Phase auf. Der Unterschied zwischen Pavor nocturnus-Träumen und gewöhnlichen Albträumen ist, dass Erstere meist zu einem schweißgebadeten Aufwachen mitten in der Nacht und vor allem mitten während der Tiefschlafphase führen. Im Gegensatz zu Träumen während der REM-Phase kann man sich an Pavor nocturnus-Träume meist nicht erinnern. Häufig sind die Betroffenen nach dem Erwachen leicht apathisch und für einige Minuten nicht ansprechbar.

Eine weitere Traumart bilden die sogenannten posttraumatischen Wiederholungen. Wie der Name bereits verrät, handelt es sich hierbei meist um Träume, die durch ein traumatisches Erlebnis ausgelöst wurden oder von diesem traumatischen Erlebnis handeln. Sie suchen den Träumenden immer wieder heim. Das Trauma, das dieser Art von Traum zu Grunde liegt, kann sowohl psychischer als auch körperlicher Art sein. Posttraumatische Wiederholungen tauchen sowohl während REM- als auch NREM-Phasen auf.

TRAUMDEUTUNG: SO GEHT'S

Bevor ich Ihnen nun die 125 häufigsten Traumsymbole und ihre entsprechende Bedeutung vorstelle, möchte ich Ihnen näher erläutern, wie Sie Träume deuten können. Im Grunde ist es nicht schwierig, wenn Sie dieses Buch zu Hilfe nehmen. Die Grundregel lautet: Versuchen Sie sich an möglichst viele Dinge aus Ihrem Traum zu erinnern: An Personen, die eine Rolle gespielt haben, an Orte oder an andere Symbole. Symbole müssen dabei nicht zwingend irgendwelche Gegenstände sein – auch das Fliegen und Fallen zählen zu typischen Traumsymbolen. Nehmen Sie sich anschließend die Zeit, die Symbole, die Ihnen während Ihrer Träume begegnet sind, in diesem Ratgeber nachzuschlagen. Das Wichtigste bei der Deutung von Träumen: Beziehen Sie alle gewonnenen Erkenntnisse auf Sie persönlich und auf Ihr Leben. Denn – wie Sie bereits erfahren haben – verarbeitet das menschliche Gehirn während des Schlafens verschiedenste Gefühle, Emotionen und Dinge, die uns widerfahren sind.

Wie ich bereits an anderer Stelle erwähnt habe, würde ich Ihnen zur Optimierung der Traumdeutung empfehlen, ein Traumtagebuch zu führen, indem Sie alle Ihre Träume schriftlich festhalten.

Dies hat zwei Gründe: Zum einen ist es wissenschaftlich erwiesen, dass sich die meisten Menschen direkt nach dem Aufwachen am besten an ihre Träume erinnern können. Bereits kurze Zeit darauf geraten die meisten Träume in Vergessenheit. Daher auch mein Tipp: Machen Sie sich direkt nach dem Aufwachen möglichst viele Notizen zu Ihrem Traum bzw. Ihren Träumen. Zum anderen wird es Ihnen später bei der Traumdeutung sehr helfen, wenn Sie Ihren Traum in schriftlicher Form und schwarz auf weiß vor sich sehen.

„Wie beschreibe ich nun meine Träume am besten?“, werden Sie sich an dieser Stelle sicherlich fragen. Nun, abgesehen davon, dass Sie Ihre Träume so ausführlich wie möglich niederschreiben sollen, anbei ein paar Tipps und die wichtigsten Informationen, die Ihr Traumtagebuch enthalten sollte:

Traumname

Am besten geben Sie jedem Ihrer Träume einen eigenen Namen. Finden Sie eine passende Überschrift, so dass Sie sich, selbst wenn Sie Ihr Tagebuch nur kurz durchblättern, direkt anhand des Traumnamens an den Inhalt Ihres Traumes erinnern können.

Traumzeit
Wichtig ist zudem, dass Sie den jeweiligen Tag des Traumes und am besten auch die Uhrzeit notieren.

Traumsymbole
Nun geht es ans Eingemachte: Wovon hat Ihr Traum gehandelt? Versuchen Sie dies in chronologischer Reihenfolge und so ausführlich wie möglich wiederzugeben. Achten Sie dabei ganz besonders auf immer wiederkehrende Muster oder auf prägnante Traumsymbole. Wichtig ist dabei nicht, dass Sie aus dem Traum eine ganze Geschichte machen. Arbeiten Sie stattdessen lieber mit Stichpunkten.

Grund des Erwachens
Den Grund des Erwachens sollten Sie vor allem dann festhalten, wenn Sie aufgrund eines bestimmten Ereignisses in Ihrem Traum wach geworden sind.

Äußere Einflüsse
Notieren Sie sich gerne auch die äußeren Umstände, unter welchen Sie eingeschlafen sind. Diese können unsere Träume nämlich stark beeinflussen. Zu den äußeren Umständen bzw. Einflüssen zählen Dinge wie Geräusche, die Temperatur, die Mondphase oder eine fremde/besondere Schlafumgebung.

Traumgefühl

Notieren Sie sich unbedingt, welche Gefühle und Empfindungen Ihr Traum bei Ihnen ausgelöst hat: Waren Sie glücklich? Ängstlich? Verwundert? Notieren Sie sich nicht nur wie Sie sich während des Träumens gefühlt haben, sondern auch wie Sie sich danach, also beim Aufwachen, gefühlt haben.

Tagesereignisse

Tatsächlich würde es sich gut anbieten, das Traumtagebuch mit einem gewöhnlichen Tagebuch, in dem Sie festhalten, was Sie den Tag über beschäftigt hat, zu verbinden. So können Sie Muster und Zusammenhänge am besten erkennen.

Anbei habe ich Ihnen einen kleinen Fragenkatalog zusammengestellt, den Sie für jeden Ihrer Träume durchgehen können, um der Bedeutung Ihres Traums näher zu kommen:

1. Welche Gefühle hat mein Traum bei mir ausgelöst?
2. Was oder wer GENAU hat diese Gefühle bei mir ausgelöst?
3. Wie fühle ich mich nun während des Nachdenkens über den Traum?
4. Welche Teile meines Traums waren „real" –

welche Teile wurden nur symbolisch dargestellt?

5. Welche Symbole kann ich auf meine eigene Persönlichkeit beziehen?
6. Was stand inhaltlich oder symbolisch im Vordergrund meines Traums?
7. Warum hatte ich diesen Traum genau jetzt?
8. Könnte sich mein Traum auf Ängste oder Sehnsüchte von mir beziehen?
9. Wie habe ich in meinem Traum auf bestimmte Situationen reagiert?
10. Habe ich meinen Traum aus der Innenperspektive oder aus der Außenperspektive erlebt?
11. Bezieht sich der Traum auf meine aktuelle Lebenssituation? Und wenn ja, inwiefern?

Wichtig zu wissen:
Es gibt für die Traumdeutung keine Formel oder festgelegte Methode, wie wir es beispielsweise aus der Mathematik zur Lösung von Formeln kennen. Die Traumdeutung funktioniert anders. Vielleicht sollte man sie mehr als Spiel betrachten – als Puzzle, das erst durch das Kombinieren bestimmter Teile einen Sinn ergibt, wobei jedoch auch immer

die eingangs besprochenen Gefahren berücksichtigt werden sollten. So kann aus einem vermeintlich harmlosen Spiel schnell ein Spiel mit dem Feuer werden (Spiel mit den Dämonen). Denn durch solche Aktivitäten kann man sich der geistigen, dämonischen Welt öffnen, wie uns unter anderem die Aussage des Carl Gustav Jung gezeigt hat.
Folgen Sie bei der Traumdeutung also unbedingt Ihrem Bauchgefühl. Hören Sie auf Ihre Emotionen und spontanen Eingebungen.

Falls Sie beispielsweise das Gefühl haben, dass keine der Bedeutungen der genannten Traumsymbole zu Ihrem Traum passt, dann gehen Sie nochmal in sich und suchen Sie nach weiteren Traumsymbolen, die als Puzzleteil oder Verbindungsstück fungieren können. Manche Symbole können auch etwas versteckt auftreten. Beispiel: Sie träumen von einem Pferd. Natürlich werden Sie nun die Bedeutung für das Traumsymbol Pferd nachschlagen. Nun finden Sie aber heraus, dass dies überhaupt nicht zu Ihnen und der ganzen Traumsituation passt. In diesem Fall sollten Sie nochmals in sich gehen: Hatte das Pferd vielleicht etwas Ungewöhnliches an sich? Hatte es eine ungewöhnliche Farbe? Solche Details mögen auf den ersten Blick nicht wichtig erscheinen, sie können jedoch eine große Bedeutung für Ihre Traumdeutung spielen.

Wie deute ich Traumsymbole richtig?

Vielleicht haben Sie sich nun schon einige Gedanken oder vielleicht sogar Notizen zu Ihren letzten Träumen gemacht und einige Traumsymbole, die Ihnen dort begegnet sind, erkannt. Nun stellen Sie sich möglicherweise die Frage: Wie gehe ich nun richtig mit diesen Symbolen um?
Nun, ich möchte Ihnen ein paar Dinge zum Umgang mit Traumsymbolen auf den Weg geben, bevor Sie sich intensiver mit deren Bedeutung auseinandersetzen.

Wichtig zu wissen ist vor allem eins: Traumsymbole sind meist mehrdeutig. Die meisten Symbole haben nicht die EINE feste Bedeutung. Sie können verschieden interpretiert werden. Dennoch stehen sie meist für bestimmte Dinge. Und obwohl Träume so individuell wie die Träumenden selbst sind, träumen Menschen mit ähnlichen Vorgeschichten oder in ähnlichen Lebenssituationen oft von denselben Dingen – zumindest was die Symbolik angeht. Anbei ein Beispiel: Ein häufiges Traumsymbol ist eine Achterbahnfahrt oder aber eine Zug- oder Autofahrt, die sehr kurvig und unregelmäßig verläuft. Diese Träume sind typisch für Menschen, die vor einer Veränderung in Ihrem Leben stehen und gerade eine wortwörtliche Achterbahnfahrt der Gefühle durchleben, weil Sie vor einer ungewissen Zukunft stehen. Doch Achtung: Auch wenn eine Achterbahnfahrt für einen Wandel steht, bleibt immer noch die Frage, in welche Richtung? Dies kann sich von Mensch zu Mensch unterscheiden und muss individualisiert betrachtet werden. So kann eine Achterbahnfahrt durchaus auch auf etwas Positives hindeuten: Immerhin fährt man Achterbahn auch zum Vergnügen in Freizeitparks. Das Bevorstehende mag zwar – ähnlich wie die Achterbahnfahrt aus dem Traum – Aufregung beim Betroffenen auslösen, jedoch gleichzeitig auch eine freudige Erwartung.

Zugleich kann man eine Achterbahnfahrt auch auf eine negative Art und Weise deuten: Sie kann für eine Situation stehen, die man nicht unter Kontrolle hat und in der man sich hilflos und unwohl fühlt. Man ist der Achterbahn „ausgeliefert“ und kann nicht einfach aussteigen. In diesem Fall kann der Traum ein Hinweis darauf sein, dass man auch im realen Leben die Kontrolle über eine Situation verloren hat. Dieser Hinweis kann dabei helfen, nach weiteren Ursachen zu suchen und schließlich eine Lösung für das Problem zu finden.

Wir halten also fest: Für jedes Traumsymbol gibt es meist mehrere Interpretationsansätze. Scheuen Sie nicht davor zurück, alle Interpretationsansätze in

Betracht zu ziehen. Gehen Sie ruhig alle möglichen Szenarien durch. In diesem Buch werden sie zu sämtlichen Traumsymbolen verschiedene Interpretations- und Deutungsansätze finden. Dies kann für Sie eine große Hilfe darstellen. Welche Deutung Sie letztendlich jedoch für sich wählen – das bleibt Ihnen überlassen. Die endgültige Antwort und das letzte Teil des Puzzles – das finden Sie nur in sich selbst. Durch dieses Puzzlen bzw. Einlassen auf neue Sichtweisen wird unser Denken flexibler, sodass man unumwunden sagen kann: Träume deuten macht intelligenter!

Wie gehe ich nun mit den Erkenntnissen der Traumdeutung um?

Sie haben Ihren letzten Traum nun also „erfolgreich" gedeutet und wissen, was Ihnen Ihr Unterbewusstsein mitteilen möchte. Das ist toll – herzlichen Glückwunsch! Um jedoch einen Nutzen aus der Traumdeutung zu ziehen, ist es wichtig, richtig und sinnvoll mit den gewonnenen Erkenntnissen umzugehen. An dieser Stelle wird häufig die Frage laut: Wie geht es nun weiter?

Die Grundvoraussetzung dafür, einen Nutzen aus den eigenen Träumen zu ziehen, ist erst einmal das richtige Verständnis: Fangen Sie an, die Deutung

Ihrer Träume als eine Art Psychogramm zu begreifen. Die Traumdeutung ermöglicht Ihnen tiefe Einblicke in Ihre eigene Psyche. Das Träumen kann uns nach Meinung der Traumdeuter Einblicke in unser tiefstes Inneres ermöglichen, die uns sonst häufig verborgen bleiben. Träume können uns offenbaren, was alles in Ordnung ist und gut läuft. Sie zeigen uns zugleich jedoch auch – und das ist die wohl wichtigste Information – was sich in unserem Leben ändern sollte oder, dass etwas nicht ganz so gut läuft.

Gehen wir nun einmal davon aus, dass Ihnen Ihr Traum eine Sehnsucht oder ein Ziel offenbart hat, das Sie unbedingt erreichen wollen und von dem Sie zuvor möglicherweise gar nicht geahnt hatten, dass es für Sie persönlich eine so große Rolle spielt. Sie sollten nun versuchen, diesem Ziel oder der Erfüllung Ihrer Sehnsucht näher zu kommen. Bereits Kleinigkeiten können zu einer Veränderung Ihrer aktuellen Lebenssituation führen. Überdenken Sie doch beispielsweise alltägliche Gewohnheiten, die sich leicht verändern lassen. Möglicherweise liegt bereits hierin das Potenzial, etwas zu verändern.
Anbei ein kleines Beispiel: Nehmen wir an, Sie träumen davon, in einem großen, ordentlichen Haus zu leben. Dies könnte möglicherweise ein Hinweis darauf sein, dass Sie sich in Ihrem aktuellen

Zuhause nicht wohl fühlen. Nun müssen Sie überlegen: Wie könnten Sie das ändern? Möglicherweise ist es schon ausreichend alles ordentlich aufzuräumen oder einmal kräftig auszumisten. Vielleicht sollten Sie sich auch neu einrichten oder mit Hilfe von neuen Deko-Elementen Ihrem Zuhause einen neuen Charme verleihen.

Handelt Ihr Traum hingegen von Ängsten, sollten Sie sich auf die Suche nach den Ursachen dieser Ängste begeben. Nur so können Sie diese tief in Ihrem Inneren verborgenen Ängste bekämpfen. Auch hierfür möchte ich Ihnen zwei Beispiele vorstellen: Angenommen, Ihr Traum handelt davon, dass Ihr Lebenspartner Sie verlässt. Dies könnte möglicherweise auf Konflikte in Ihrer Beziehung hinweisen, die es aus dem Weg zu räumen gilt. Die Lösung für dieses Problem könnte möglicherweise ein klärendes Gespräch sein, in dem Probleme in der Beziehung angesprochen werden und gemeinsam nach einer Lösung gesucht wird.
Haben Sie aber beispielsweise durch Ihren Traum herausgefunden, dass Sie dem Druck in der Arbeit nicht mehr standhalten können, dann wäre eine mögliche Lösung, Urlaub oder generell eine Auszeit zu nehmen.
Sie sehen also: Für jedes Problem, das sich in Ihren Träumen offenbart, gibt es Lösungen. Letztendlich liegt es an Ihnen, diese zu erkennen und schließlich

auch umzusetzen.

Ich möchte Sie jedoch abschließend noch einmal auf die Gefahren des Traumdeutens hinweisen, die wie oben bereits ausgeführt sogar bist zum Selbstmord führen können. Bevor Sie also ernsthaft Ihre Träume analysieren möchten, sollten Sie sich dieser Gefahren bewusst sein. Auch Menschen, die den Weg Jesu Christi aus der Bibel beachten, sollten sich nicht auf eine Traumdeutung einlassen, da Zeichendeuterei klar vom Schöpfer als Gräuel benannt ist und damit eine Sünde, die zur Trennung vom Herrn Jesus Christus führt und das ewige Leben kosten kann. Ewiges Leben wird uns nur durch die Gnade Gottes zuteil, wenn wir das große Gnadengeschenk seiner Kreuzigung annehmen, indem wir uns durch die Erwachsenentaufe auf den Namen Jesus Christus mit seinem Tod eins machen (Römer 6,3) zur Vergebung der bis dahin begangenen Sünden und anschließend die Gesetze Jesu Christi, die wir in der Bergpredigt (Matthäus 5-7) finden, gemäß des Neuen Bundes auf unser Herz schreiben lassen (Hebräer 8,10). Denn die Liebe Gottes, die in dem gekreuzigten Jesus Christus offenbart worden ist, kann nur durch das Halten seiner Gebote erwidert werden. Wenn wir aber Jesus in unser Leben lassen, werden wir durch ihn befähigt seine Gebote zu halten, was sich auch in 1. Johannes 5,3 zeigt. Als Christ verlassen Sie sich besser auf den Herrn Jesus Christus als sich auf das unsichere Terrain der Traumdeutung einzulassen.

Deuten Sie Ihre Träume: Die 125 häufigsten Traumsymbole

Im Folgenden möchte ich Ihnen nun die 125 häufigsten Traumsymbole und deren Bedeutung in alphabetischer Reihenfolge vorstellen. Wie Sie bereits gelernt haben, kommt es bei der Traumdeutung immer sehr stark darauf an, Traumsymbole individuell zu interpretieren und auf die eigene Lebenssituation zu beziehen. Dennoch hat sich über viele Jahre hinweg herausgestellt, dass Menschen mit ähnlichen Problemen, Sorgen und Wünschen häufig symbolisch ähnliche Dinge träumen. Das geballte Wissen in diesem Bereich ist auf den nächsten Seiten für Sie zusammengefasst.

A

Abgrund

Sie träumen von einem Abgrund oder einer tiefen Schlucht, deren Ende Sie nicht erahnen können. Sie können den Boden nicht sehen. Vor Ihnen oder unter Ihnen liegen bedrohlich wirkende Weiten. Der Abgrund tut sich unheilvoll vor Ihnen auf und die Angst zu fallen überkommt Sie. Im Traum steht der Abgrund definitiv für eine Gefahr. Er hat etwas

Unheilvolles und Bedrohliches an sich und man muss in seiner Nähe stets vorsichtig und vernünftig handeln. Möglicherweise stehen Sie auch im realen Leben gerade vor einer „Gefahr“ oder aber einem unbekannten Projekt, vor dem Sie Respekt oder vielleicht sogar ein wenig Angst haben? Dieses Unwohlsein kann auf eine konkrete Situation bezogen sein, es kann sich aber auch auf Ihre komplette Zukunft beziehen, der Sie ängstlich gegenüberstehen. Sie haben wortwörtlich Angst, den nächsten Schritt zu gehen, denn: Sie könnten fallen. Versuchen Sie herauszufinden, wovor Sie sich fürchten und gehen Sie dieser Situation oder diesem Projekt weiter auf den Grund.

Ablehnung

Begegnet Ihnen im Traum das Gefühl der Ablehnung, ist dies meist ein Zeichen von Unsicherheit. Möglicherweise fürchten Sie auch im realen Leben Ablehnung und versuchen krampfhaft, sich davor zu schützen. Überlegen Sie genauer: In welcher Form haben Sie in Ihrem Traum die Ablehnung erfahren? Wer hat Ihnen diese entgegengebracht? Gehen Sie tief in sich und überlegen Sie, in welchen alltäglichen Situationen Sie diese Angst verspüren und worin dies begründet liegt.

Abreise

Sie träumen von einer Abreise oder von einem

Aufbruch. Dieses Symbol steht dafür, dass es an der Zeit für Veränderungen ist. Steht in Ihrem Leben möglicherweise gerade eine größere Veränderung an? Oder stehen Sie vor einer Entscheidung? Das Traumsymbol „Abreise“ vereint diese beiden Aspekte: Es soll Ihnen verdeutlichen, dass es nun an der Zeit ist, sich auf Veränderungen einzulassen – auch wenn Sie diesen mit gemischten Gefühlen gegenüberstehen. Es ist nun an der Zeit, wichtige Entscheidungen zu treffen. Zögern Sie diese nicht mehr länger hinaus.

Absperrung

Eine Absperrung hat vor allem einen Sinn: Sie zeigt uns Grenzen auf und lässt uns erkennen, wann ein bestimmter Bereich besser nicht betreten werden soll. Tritt das Symbol Absperrung in irgendeiner Art und Weise im Traum auf, hat dies eine sehr ähnliche Bedeutung: Es zeigt dem Träumenden Grenzen auf und zugleich, dass man manche Grenzen besser akzeptieren sollte. Möglicherweise befinden Sie sich im realen Leben gerade in einer ausweglosen Situation, die Sie als solche allerdings noch nicht erkannt haben. Ihr Traum bzw. Ihr Unterbewusstsein versucht Sie darauf hinzuweisen, dass man manche Dinge so hinnehmen sollte, wie sie sind und seine Kräfte nicht an ausweglose Situationen verschwenden sollte. Es ist wichtig, die eigenen Grenzen zu kennen und schließlich auch zu akzeptieren – auch wenn dies oft nicht leichtfällt.

Abwesenheit

In Ihrem Traum sind Sie abwesend oder nehmen Sie Abwesenheit von anderen Personen besonders intensiv wahr – dies kann ein Hinweis darauf sein, dass Sie im realen Leben vor kurzem einen schweren Verlust verkraften mussten oder Ihnen ein anderes, traumatisches Erlebnis widerfahren ist.
Abwesenheit im Traum steht auch als Zeichen für unerwartete Ereignisse, die Ihnen im Wachzustand widerfahren sind. Meist sind diese Ereignisse eher negativer Natur und hängen mit Emotionen wie Reue oder Trauer zusammen. Ihr Traum zeigt Ihnen ganz deutlich, dass Sie eben jene Ereignisse noch nicht ausreichend verarbeitet haben.

Achterbahn

Das Symbol Achterbahn ist ein sehr ambivalentes Traumsymbol – genau so wie die Achterbahn an sich: Viele Menschen lieben Achterbahnfahrten. Sie genießen das Adrenalin, das währenddessen ausgeschüttet wird und lieben die Schnelligkeit. Für andere wiederum bedeutet eine Achterbahnfahrt den puren Horror: Angst vor Höhe, Schnelligkeit und Kontrollverlust sind dafür verantwortlich.
Sie sollten daher nochmals in sich gehen und reflektieren, wie Sie sich während der Achterbahnfahrt in Ihrem Traum gefühlt haben. Sie hatten

Spaß und Freude? Dies deutet darauf hin, dass auch im realen Leben alles gut läuft. Sie stehen vor einigen Herausforderungen, von denen Sie sich allerdings nicht einschüchtern lassen. Vielmehr freuen Sie sich auf all die Dinge, die vor Ihnen liegen. Sie blicken voller Zuversicht und Selbstbewusstsein in die Zukunft – genauso wie in einer Achterbahn, merken Sie, dass es manchmal auf und manchmal ab geht. Dennoch spüren Sie die Sicherheit und Zuversicht, dass Sie heil ankommen werden. Sie genießen die Reise.
Sollten Sie sich während der Fahrt hingegen unwohl gefühlt haben, deutet dies darauf hin, dass Sie sich zurzeit etwas hilflos fühlen und nicht genau wissen, wohin die Reise geht. Diese Umstände bereiten Ihnen Bauchschmerzen. Sie würden die wilde Fahrt gerne anhalten, haben jedoch nicht die Macht dazu.

Amoklauf

Das Träumen von einem Amoklauf kann sehr belastend für den Träumenden sein: Es löst starke Gefühle und Emotionen wie Angst, Furcht und Schrecken, aus. Was möchte uns unser Unterbewusstsein damit sagen? Sehr wahrscheinlich ist ein solcher Traum ein Anzeichen dafür, dass unser Unterbewusstsein uns vor seelischer Verwundung und Schmerz schützen möchte. Sie haben Angst davor, im Wachzustand verletzt zu werden und sehen eine Gefahr auf sich zukommen. Das Traumsymbol Amoklauf kann zudem auf einen Überraschungsangriff in der Wachwelt hinweisen. Seien Sie also auf der Hut, nicht das Opfer vom Zorn eines anderen zu werden!

Sollten Sie davon träumen, dass Sie selbst der Amokschütze sind, deutet dies darauf hin, dass Sie sich gerade in einer scheinbar ausweglosen Situation befinden und verzweifelt nach Lösungen für Ihre Probleme suchen, die Sie jedoch nicht finden. Sie haben das Gefühl, dass Sie die aktuelle Situation nicht retten können. Dennoch sollten Sie nicht aufgeben: Es gibt für jedes Problem eine Lösung – manchmal muss man nur ein wenig länger dafür suchen.

Autounfall

Das Traumsymbol Autounfall steht für eine tiefe Grundangst des Träumenden. Diese muss dabei nicht zwingend mit der Angst vor einem tatsächlichen Autounfall zusammenhängen – das Symbol kann auch für Ängste und Sorgen ganz anderer Art stehen. Häufig deutet es darauf hin, dass der Träumende sich im realen Leben manchmal zu sehr unter Druck setzt bzw. setzen lässt. Das Traumsymbol Autounfall kann in diesem Fall ein Zeichen dafür sein, dass Sie – im wahrsten Sinne des Wortes – einen Gang zurückschalten sollten.

Möglicherweise deutet das Träumen von einem Autounfall aber auch auf einen Kontrollverlust im realen Leben hin. Sie sollten zur genaueren Deutung unbedingt auch miteinbeziehen, wer an dem Autounfall in Ihrem Traum beteiligt war und so die Deutung erweitern.

B

Baby

Begegnet Ihnen in Ihren Träumen ein kleines Baby, kann dies auf einen unerfüllten Kinderwunsch hindeuten. Dies ist jedoch längst nicht die einzige mögliche Interpretation. Ein Baby muss nämlich nicht zwingend mit dem Wunsch nach Nachwuchs in Verbindung stehen. Vielmehr steht das Symbol „Baby“ im Traum für einen Neubeginn. Vielleicht sogar für ein völlig neues Leben?
Ein Baby könnte jedoch auch für den Wunsch nach Geborgenheit stehen, auf das ein kleines Baby so dringend angewiesen ist. Haben Sie in letzter Zeit eine Situation erlebt, in der Sie diese Geborgenheit vermisst haben? Möglicherweise sehnen Sie sich jedoch auch in Ihrer Beziehung oder innerhalb Ihrer Familie nach mehr Geborgenheit – gehen Sie dieser Situation auf jeden Fall auf den Grund.

Badewanne

Eine Badewanne steht allgemein für Reinigung und sich säubern. Begegnet Ihnen dieses Symbol im

Traum, könnte dies ein Hinweis darauf sein, dass Sie sich von etwas reinigen bzw. freimachen wollen. Haben Sie Schuldgefühle oder ein schlechtes Gewissen, welche Sie plagen? Möglicherweise möchten Sie aber auch vor Verantwortung fliehen. Versuchen Sie, diesen Gefühlen auf den Grund zu gehen und herauszufinden, wovon Sie sich im wahrsten Sinne des Wortes „reinigen“ wollen.

Bahnhof

An einem Bahnhof können Reisen beginnen oder aber auch enden. Egal, was der Fall ist – meist geht damit eine Veränderung einher. Es müssen nicht unbedingt große Veränderungen sein – und dennoch haben Sie eine Bedeutung. Das Träumen von einem Bahnhof steht für eine anstehende Veränderung oder aber eine richtungsweisende Entscheidung, die ansteht. Möglicherweise wissen Sie noch gar nicht so genau, wohin die Reise eigentlich geht. Vielleicht sollten Sie diese einfach auf sich zukommen lassen.

Bargeld

Das Träumen von Bargeld kann darauf hinweisen, dass man sich verstärkt mit dem eigenen Wert auseinandersetzen sollte und darüber hinaus lernen sollte, den eigenen Wert zu schätzen. Oftmals verbirgt sich hinter Träumen über Bargeld allerdings auch eine zentrale Frage: Welchen Preis hat das eigene Verhalten? Möglicherweise stehen Sie im realen Leben gerade vor einer Entscheidung – sind sich allerdings unsicher, welche Konsequenzen diese Entscheidung nach sich ziehen wird. Sie sollten sich daher intensiver mit allen Möglichkeiten auseinandersetzen und sich über die entsprechenden Konsequenzen bewusst werden – dies wird Ihnen bei der Entscheidungsfindung helfen.

Bauernhof

Der Bauernhof steht im Allgemeinen für Bodenständigkeit und ist daher möglicherweise ein Symbol dafür, dass Sie diese Bodenständigkeit in Ihrem Leben vermissen. Möglicherweise möchte Ihnen Ihr Unterbewusstsein allerdings auch mitteilen, dass Ihre Bodenständigkeit droht, verloren zu gehen. Haben Sie vielleicht sogar selbst manchmal das Gefühl den Boden unter den Füßen zu verlieren? Versuchen Sie sich daher auf die wirklich wichtigen Dinge zu konzentrieren.
Das Symbol Bauernhof kann jedoch auch dafür stehen, dass man lernen sollte, selbst die Verantwortung zu übernehmen – für die eigenen Entscheidungen, die eigenen Taten und generell das eigene Leben.

Blumen

Im Allgemeinen stehen Blumen für etwas Schönes und Angenehmes: Sie sehen schön aus, duften und sind ein Zeichen für Leben – es sei denn, sie sind bereits verwelkt oder drohen zu welken. Möglicherweise drücken Blumen auch genau diese Angst aus: Die Angst davor, dass man einer Sache nicht gerecht werden kann und diese „verwelkt“. Um die Schönheit von Blumen aufrechtzuerhalten, braucht es viel Pflege und Aufmerksamkeit. Möglicherweise haben Sie in Ihrem Leben Angst davor, einer solchen Herausforderung (zum Beispiel im Job oder der Beziehung) nicht gerecht zu werden. Blumen können jedoch auch für Verzweiflung stehen: Zum Beispiel dann, wenn Sie sie hegen und pflegen und alles für sie tun und die Blumen dennoch eingehen. Dieses Szenario kann einem auch im echten Leben begegnen: Sowohl in der Beziehung als auch im Job. Manchmal gibt man und investiert viel Zeit und Mühe und hat dennoch das Gefühl, nichts zurückzubekommen. Sollten Sie das Gefühl haben, dass dies auf eine Situation in Ihrem Leben zutrifft, sollten Sie nicht davor zurückschrecken, ein klärendes Gespräch zu führen.

Blut

Wir Menschen bestehen alle aus Blut. Blut ist unser Lebenssaft. Dennoch wird Blut meist mit Negativem in Verbindung gebracht: Mit Verletzungen, Schmerzen und Leid. Träumen Sie von einer Verletzung an sich selbst und damit einhergehend großem Blutverlust, kann dies ein Hinweis auf eine

verletzte Seele sein. Ihnen wurde in der Vergangenheit großer seelischer Schmerz zugefügt, den Sie noch nicht verarbeitet haben und der „offene“ Wunden bei Ihnen hinterlassen hat.
Handelt es sich bei dem Blut jedoch nicht um Ihr eigenes, sondern sehen Sie dies an anderen, könnte dies ein Zeichen für große Verlustängste sein. Möglicherweise fürchten Sie, einen geliebten Menschen durch Tod oder Krankheit zu verlieren.

Buch

Es ist durchaus keine Seltenheit, dass man von Büchern träumt. Es ist sogar wissenschaftlich erwiesen, dass häufig Personen, die sich auf eine Prüfung vorbereiten, im Traum weiterlernen und dort Bücher wälzen. So wird das Wissen zusätzlich im Gehirn gefestigt. Wer davon träumt, vor einem Bücherregal zu stehen oder ein Buch aus einem Schrank zu nehmen, der sollte folgenden Deutungsansatz in Erwägung ziehen: Häufig deutet ein solcher Traum darauf hin, dass Sie im realen Leben manchmal nicht bereit sind, Hilfe in Anspruch zu nehmen. Dies sollten Sie aber gerade nach so einem Traum in Erwägung ziehen! Schrecken Sie nicht davor zurück, Hilfe anzunehmen oder nach Hilfe zu fragen, wenn Sie sich in einer schwierigen Situation befinden. Unterstützung ist eine Sache, die jeder von uns einmal gebrauchen kann. Und viele Menschen freuen sich, wenn sie helfen können.

Burg
Eine Burg gilt grundsätzlich als sehr sicherer, geschützter Ort: Sie ist umgeben von Mauern und einem tiefen Graben, der vor Feinden schützt. Wer von Burgen träumt, der verspürt diese Sicherheit und Geborgenheit auch im eigenen Leben. Besonders in der eigenen Beziehung scheinen Sie sich wohl zu fühlen.
Auf einer Burg muss man jedoch auch immer nach seinen Feinden Ausschau halten, denn: Möglicherweise bahnt sich ein Angriff oder ein Hinterhalt an. Sie sollten sich also nicht in allzu großer Sicherheit wägen. Diese Sicherheit kann durchaus auch trügerisch sein.

C

Computer
Ein Computer ist eine Maschine – er lässt sich nicht von Gefühlen oder Emotionen leiten und handelt stets berechnend und strukturiert. Begegnet Ihnen in Ihren Träumen ein Computer, könnte dieses Symbol den Wunsch nach eben jener Struktur ausdrücken. Möglicherweise fühlen Sie sich im Moment ein wenig im Chaos verloren und wünschen sich daher mehr Struktur und Rationalität?
Der Computer steht zugleich auch für Perfektio-

nismus und den Drang danach, alles perfekt zu erledigen. Möglicherweise ist dies eine Eigenschaft, die Sie belastet. Vielleicht wünschen Sie sich jedoch auch mehr Perfektionismus in Ihrem Leben.

Cowboy

Der Cowboy zählt mitunter zu den beliebtesten Verkleidungen bei Kindern und oft auch als beliebter kindlicher Berufswusch – und das völlig zurecht: Cowboys sind bekannt dafür (oder zumindest wird uns dies so in Hollywood-Filmen vermittelt), dass sie stets viele Abenteuer erleben und ein aufregendes Leben führen. Sollten in Ihrem Traum Cowboys aufgetaucht sein, sollten Sie sich daher fragen: Vermissen Sie in Ihrem Leben Abenteuer? Fühlen Sie sich manchmal eingeengt und sehnen sich nach mehr Freiheit? Kommt Ihnen Ihr Leben manchmal eintönig und öde vor? Auf all diese Dinge kann das Traumsymbol Cowboy hinweisen.

Möglicherweise deutet das Symbol aber auch darauf hin, dass Sie ein großes Geltungsbedürfnis haben und sich aktuell nicht ausreichend wertgeschätzt fühlen. Sie sollten diesem Gefühl auf den Grund gehen und nach Ursachen in Ihrem alltäglichen Leben suchen.

D

Dach

Taucht in Ihrem Traum das Symbol Dach auf, kann dies zwei verschiedene Gründe haben: Das Dach steht zum einen für Schutz: Vor Regen, Sturm und Kälte. Ein Dach über dem Kopf bietet eine gewisse Sicherheit und einen Schutz. Das Symbol Dach deutet darauf hin, dass Sie in Ihrem Leben diesen Schutz vermissen. Sie fühlen sich manchmal alleine gelassen und schutzlos. Ihr Bedürfnis nach Schutz ist groß.

Das Symbol Dach kann darüber hinaus jedoch auch noch eine ganz andere Bedeutung haben: Für viele Menschen bedeuten ein Dach über dem Kopf zu haben und ein Haus zu bauen, konkrete Zukunftspläne. Haben auch Sie Pläne für die Zukunft oder beschäftigt Sie dieses Thema gerade sehr stark? Möglicherweise haben Sie auch Angst oder Respekt vor diesem Thema. Sie sollten für sich selbst herausfinden, weshalb dies so ist.

Datum

Wenn Ihnen in Ihrem Traum ständig ein bestimmtes Datum im Kopf herumschwirrt, dann kann dies ein Hinweis auf ein wichtiges Datum in Ihrem realen Leben sein. Möglicherweise steht ein wichtiger Termin an oder aber ein wichtiger und für Sie besonders bedeutungsvoller Tag. Sie sollten sich darüber hinaus jedoch auch unbedingt anschauen, aus welchen Zahlen das Datum aus Ihrem Traum besteht. Möglicherweise ergibt sich daraus ein weiteres Symbol, das sich auf Ihre aktuellen Lebensumstände beziehen lässt.

Detektiv

Als Detektiv ist man stets auf der Suche nach der Wahrheit – man versucht Dingen auf den Grund zu gehen und Sachen, die im Verborgenen liegen, herauszufinden. Wenn Sie von einem Detektiv träumen, dann deutet das darauf hin, dass Sie selbst Angst davor haben, enttarnt zu werden. Haben Sie sich etwas zuschulden kommen lassen, von dem noch niemand weiß? Oder tragen Sie ein Geheimnis in sich, das Sie sehr belastet? Das Symbol Detektiv deutet auf ein schlechtes Gewissen hin. Ein schlechtes Gewissen kann sehr zermürbend und belastend sein – Sie sollten daher nach einer Möglichkeit suchen, dieses zu überwinden. Vielleicht können Sie sich jemandem anvertrauen?

Drogen

Träume, in denen Drogen oder andere Rauschgifte wie beispielsweise Alkohol eine Rolle spielen, sind keine Seltenheit. Das Traumsymbol Drogen steht unter anderem für den Wunsch nach Realitätsflucht: Wer Drogen konsumiert und sich dadurch in einem rauschartigen Zustand befindet, der verliert für

einen gewissen Zeitraum den direkten Bezug zur Realität. Drogen lassen einen viele Sorgen und Ängste vergessen. Auch wenn Sie in der Realität nie dazu bereit wären, Drogen aufgrund ihrer gefährlichen und teilweise sogar lebensbedrohlichen Nebenwirkungen zu nehmen, kann sich in Ihrem Traum das Bedürfnis nach einer Flucht vor der Realität verbergen. Möglicherweise sollten Sie sich eine Auszeit gönnen.
Das Traumsymbol Drogen kann jedoch auch darauf hindeuten, dass der Träumende das Gefühl hat, die Kontrolle über sein eigenes Leben verloren zu haben. Sie sollten dem entgegenwirken und unbedingt nach Ursachen für Ihre Gefühle und Empfindungen suchen.

Dunkelheit

In vielen Fällen steht Dunkelheit für etwas Unheilvolles – man sieht nicht, was sich vor oder hinter einem befindet und ist im Ungewissen. Nicht umsonst gibt es den Spruch „im Dunkeln tappen". Möglicherweise sind Sie auf der Suche nach etwas – können es aber in der Dunkelheit nicht finden. Begegnet Ihnen die Dunkelheit in Ihren Träumen, kann dies das Bedürfnis ausdrücken, sich selbst besser kennenlernen zu wollen oder aber auch zu müssen.
Möglicherweise soll Ihnen die Dunkelheit jedoch auch symbolisieren, dass es an der Zeit ist, Ihre

Bedürfnisse ans Licht zu bringen. Vielleicht sind Sie in der letzten Zeit etwas zu kurz gekommen und haben Ihre eigenen Bedürfnisse zurückgeschraubt? Dann ist es nun an der Zeit, auf sich selbst zu hören und nicht weiter zurückzustecken.

E

Ebbe

Das Symbol Ebbe steht im Traum für Vergänglichkeit: Alles im Leben ist vergänglich, nichts bleibt für immer – eine Tatsache, die man sich immer wieder mal ins Gedächtnis rufen sollte. So lernt man, auch die scheinbar einfachsten und selbstverständlichsten Dinge im Leben ganz neu zu schätzen. Möglicherweise fehlt Ihnen dieses Denken in Ihrem Leben manchmal und Sie haben verlernt, auch die kleinen Dinge des Lebens zu schätzen.

Möglicherweise befinden Sie sich aber auch gerade in einer schwierigen Situation und Sie haben Zweifel daran, ob es Ihnen jemals wieder besser gehen wird. Die Antwort lautet: Ja! Auch Schmerz ist vergänglich. Dies symbolisiert auch die Ebbe. Sie zeigt auf, dass nach schwierigen Zeiten auch wieder glückliche(re) Zeiten folgen. Dies sollten Sie nie vergessen und sich vor allem in schwierigen Situationen daran erinnern.

Einbrecher

Dass ein völlig fremder Mensch mitten in der Nacht bei uns einbricht – das ist für viele Menschen der absolute Albtraum und die größte Angst. Wer von Einbrechern träumt, der sollte dies ebenfalls als Warnsignal ansehen. Keine Sorge: Es hat nichts damit zu tun, dass Ihnen ein realer Einbruch bevorsteht. Allerdings kann das Traumsymbol Einbrecher darauf hinweisen, dass Sie im realen Leben ausgenutzt werden. Ähnlich wie es ein Einbrecher tut, gibt es in Ihrem Leben einen Menschen, der es nicht gut mit Ihnen meint und Sie in verschiedensten Situationen ausnutzt. Sie haben nun wahrscheinlich schon eine gewisse Vorahnung, um wen es sich in diesem Fall handeln könnte – gehen Sie diesem Bauchgefühl auf jeden Fall intensiv nach und finden Sie heraus, was es damit auf sich hat.

Einsamkeit

Wenn Sie sich in Ihrem Traum einsam und ausgeschlossen fühlen, dann kann dies ein Hinweis darauf sein, dass Sie sich auch im echten Leben manchmal ausgeschlossen und nicht zugehörig fühlen. Möglicherweise haben Sie auch genau davor Angst: Allein zu sein oder verlassen zu werden. Gehen Sie tief in sich: Woher kommt diese Angst? Und was wäre, wenn Sie wirklich allein wären?

Das Symbol Einsamkeit kann auch darauf hindeuten, dass man lernen muss, allein zu sein. Möglicherweise ist Ihnen dies in der Vergangenheit schwergefallen und Sie müssen nun erst einmal lernen, wie es sich anfühlt, sehr viel Zeit mit sich selbst zu verbringen.

Entführung

Wenn Sie von einer Entführung geträumt haben, kann dies verschiedene Bedeutungen haben. Zuerst einmal ist es wichtig, eine Unterscheidung zu treffen, in welcher Rolle Sie sich befunden haben: Waren Sie der Entführer oder das entführte Opfer? Sollten Sie sich in der Rolle des aktiven Entführers befunden haben, könnte dies auf Folgendes hindeuten: Möglicherweise befinden Sie sich im Wachzustand gerade in einer Situation, in der Sie unbedingt etwas durchsetzen möchten – wenn alle Stricke reißen, dann auch mit Hilfe von Erpressung. Sie sind mittlerweile an einem Punkt, an dem Sie nicht mehr glauben, dass Sie diese eine Sache friedlich durchsetzen werden können und sind bereit, zu drastischeren Mitteln zu greifen. Es muss sich hierbei nicht unbedingt um Geld, Macht oder materielle Dinge handeln. Genau so kann es auch um Gefühle und Emotionen gehen, die Sie von anderen Menschen – beispielsweise dem Ex-Partner – erpressen wollen. Sie sollten in der Realität nach Lösungen für Ihr Handeln suchen.

Möglicherweise haben Sie sich während Ihres Traums aber auch in der Opferrolle befunden und wurden selbst entführt. Dies ist ein Symbol für Handlungsunfähigkeit. Es kann jedoch auch darauf hindeuten, dass Sie tief in Ihrem Inneren den Wunsch verspüren, Verantwortung abzugeben.

Essen

Begegnet Ihnen das Symbol Essen im Traum, kann dies auf zwei sehr unterschiedliche Arten gedeutet werden: Zum einen kann Essen ein Zeichen für einen Mangel sein. Möglicherweise fehlt Ihnen etwas in Ihrem Leben, das Sie dringend benötigen: Geld? Liebe? Zuneigung?

Essen kann jedoch auch ein Symbol für Zufriedenheit sein und für befriedigte Bedürfnisse stehen. Auch diesen Deutungsansatz sollten Sie für sich in Betracht ziehen: Wofür sind Sie dankbar? Was läuft gerade wirklich gut in Ihrem Leben?

Explosion

Handelt Ihr Traum von einer Explosion, deutet das darauf hin, dass Sie im realen Leben gerade unter großem Druck stehen oder aber, dass Sie einer Situation ausgeliefert sind, die Sie unter Druck setzt. Das kann beispielsweise eine Entscheidung oder aber auch eine anstehende Prüfung sein. Möglicherweise ist diese Anspannung, die Sie verspüren bisher auch noch sehr unterbewusst, möglicherweise versuchen Sie sogar diese zu verdrängen. Aber Achtung: Ähnlich wie bei einer Explosion lässt sich auch angestauter Druck nicht auf Dauer unterdrücken. Vielleicht ist es an der Zeit, Druck abzulassen oder mit einer Person Ihres Vertrauens über Ihre Anspannung zu sprechen.

F

Fabelwesen

Häufig tauchen Fabelwesen in Träumen als etwas Unheilvolles und Monströses auf. Sie deuten darauf hin, dass Sie auch im realen Leben von Sorgen oder Ängsten geplagt werden, die Sie sehr zu belasten scheinen. Gehen Sie diesen Sorgen unbedingt auf den Grund.

Handelt Ihr Traum allerdings davon, dass Sie gegen ein Monster kämpfen und dieses letztendlich sogar besiegen, ist dies oft auf ein Erfolgserlebnis aus dem realen Leben zurückzuführen. Sie können diesen Sieg gegen das Monster jedoch auch als „Mutmacher" ansehen, im realen Leben mehr zu wagen und die gewohnten Pfade zu verlassen.

Fahrrad

Bekanntlich ist man auf dem Fahrrad schneller unterwegs als zu Fuß. Genau das symbolisiert das Zeichen Fahrrad auch im Traum: Fortbewegung und

Weiterkommen. Man kommt also auch im realen Leben gerade gut voran. Die Ziele, die man sich gesetzt hat, kann man gut in die Tat umsetzen. Kurzum: Es läuft. Sie sollten diese positiven Entwicklungen genießen und versuchen, diesen Aufwind für sich zu nutzen. So werden Sie alle Ihre Ziele schon bald erreichen!

Fallen

Wer fällt – also stolpert oder aber irgendwo herunterfällt – der hat die Kontrolle über den eigenen Körper verloren. Das Fallen kann demnach auch im Traum für Kontrollverlust stehen und für das Gefühl, dass das eigene Leben aus den Fugen gerät. Häufig gehen diese Gefühle mit starken Selbstzweifeln einher, die durch einen hohen Erwartungsdruck von außen oder durch die eigene Person entstehen können. Die Angst zu versagen oder diesem Druck nicht standhalten zu können, ist stets präsent. Die größte Angst des Betroffenen ist es, im wahrsten Sinne des Wortes zu „fallen" und den Erwartungen nicht gerecht zu werden. Zu unterscheiden ist es, wenn man kurz nach dem Einschlafen das reale Gefühl hat zu fallen. Dies liegt daran, dass das Gleichgewichtsorgan im Innenohr kurzzeitig aus dem Lot gerät und dieses Gefühl des Fallens auslöst.

Familie
Träume über die Familie stehen im Allgemeinen für den Wunsch nach Geborgenheit und Sicherheit. Möglicherweise sehnen Sie sich nach mehr Geborgenheit in Ihrem Leben? Vielleicht genießen Sie im Moment aber auch die Geborgenheit und Sicherheit, die Sie erfahren. In Träumen mit oder über die eigene Familie können auch hin und wieder alte Konflikte aufbrechen: Familienstreits oder Diskussionen, die bereits in der Vergangenheit liegen. Dennoch scheinen diese Dinge für Sie noch nicht gänzlich verarbeitet zu sein.
Möglicherweise deutet Ihr Traum über die Familie aber auch darauf hin, dass Sie in Sorge um ein oder mehrere Mitglieder Ihrer Familie sind. Hierzu sollten Sie nochmal in sich gehen und überlegen, welche Familienmitglieder in Ihrem Traum eine Rolle gespielt haben.

Feder
Es gibt kaum Dinge, die leichter sind als eine Feder. Dementsprechend steht das Traumsymbol Feder auch für Leichtigkeit und Unschuld. Es symbolisiert außerdem den Übergang zu etwas Neuem: Steht vielleicht ein Jobwechsel an? Ein Umzug? Oder eine neue Liebschaft? Ganz egal, worum es sich handelt: Es scheint Sie glücklich zu machen und Sie scheinen sich auf diese Veränderungen zu freuen.

Fenster
Fenster gibt es in fast jeder Wohnung und in fast jedem Haus. Sie ermöglichen uns den Blick nach draußen und geben uns die Möglichkeit, frische Luft und Licht ins Haus zu lassen. Wenn Sie von Fenstern träumen, dann kann dies unter anderem daran liegen, dass Sie sich momentan in einer eher „düsteren" Lebensphase befinden. Sie sehnen sich im wahrsten Sinne des Wortes nach einem Lichtblick, also einem Fenster, das Ihnen den Blick nach draußen ermöglicht. Sie sollten dafür sorgen, dass Sie immer wieder kleine Lichtblicke in Ihr Leben lassen und die negativen Gefühle – also die Dunkelheit – nicht zu viel Platz einnehmen. Suchen Sie sich etwas, das Ihnen Freude bereitet, lesen Sie doch mal wieder ein spannendes Buch und lassen Sie dieses Ihr Fenster in eine andere Welt sein.

Flügel
Wer hat sich nicht schon einmal gewünscht, fliegen zu können? Immerhin steht nichts so sehr für Freiheit und Unbekümmertheit wie das Fliegen. Nicht zu selten würden wir aus manchen alltäglichen, stressigen Situationen einfach davonfliegen. Das Traumsymbol Flügel deutet auf genau jenes hin: Manchmal wünschen Sie sich im wahrsten Sinne des Wortes Flügel, um alltäglichen Situationen entkommen zu können. Sie fühlen sich manchmal eingeengt und wünschen sich mehr

Freiheit. Was Ihnen Ihr Unterbewusstsein damit sagen möchte: Gönnen Sie sich diese Freiheit, die Sie so sehnlich zu vermissen scheinen, ruhig auch öfter mal! Sie werden sehen, wie gut Ihnen das tun wird.
Ein weiterer Deutungsansatz des Symbols Flügel ist folgender: Sie stehen vor einer Veränderung – vielleicht beruflicher oder vielleicht auch privater Natur. Veränderungen fallen Ihnen jedoch sehr schwer. Der Flügel steht dafür, dass Sie sich insgeheim mehr Leichtigkeit bei Veränderungen wünschen würden. Sie sehnen sich danach, Veränderungen leichter hinnehmen zu können. Versuchen Sie daher, daran zu arbeiten.

Friedhof

Ein Friedhof ist ein Ort des Abschieds – im realen Leben in erster Linie von geliebten Menschen. Im Traum kann der Friedhof jedoch für diverse Abschiede stehen. Er muss dabei nicht zwingend mit geliebten Menschen oder gar dem Tod von diesen zusammenhängen. Der Friedhof steht im Traum vielmehr für Trennung. Gemeint sein kann damit die Trennung vom Beruf, seiner alten Heimat, dem Partner, eines alten Freundes und so weiter. Ihr Traum weist Sie möglicherweise darauf hin, dass es für Sie das Beste wäre, sich von bestimmten Menschen in Ihrem Leben, die Ihnen schaden oder nicht gut tun oder aber von bestimmten Erinnerungen abzukoppeln. Trennungen können schmerzhaft sein, so viel steht fest. Manchmal sind sie allerdings auch notwendig. Es ist nicht gesund für uns in der Vergangenheit zu leben und beispielsweise einer alten Liebe oder einer verpassten Chance auch nach vielen Jahren noch nachzutrauern. Besser: Man begräbt diese alten Erinnerungen und lässt ein für allemal los. Leben Sie im Hier und Jetzt und lassen Sie sich nicht von Ihrer Vergangenheit negativ beeinflussen!

Fußball

Taucht in Ihren Träumen das Symbol Fußball auf, kann dies auf mehrere Dinge hinweisen: Zum einen steht der Fußball für Leichtsinnigkeit. Sie sollten aktuell im Wachzustand keinesfalls leichtsinnig handeln oder voreilige Entscheidungen treffen. Handeln Sie stets wohlüberlegt und nehmen Sie sich für Ihre Entscheidungen die Zeit, die Sie benötigen!

Der Fußball kann jedoch auch für Normalität stehen: Möglicherweise sehnen Sie sich nach dieser oder aber Sie merken, dass die Normalität nach einem längeren „Ausnahmezustand“ wieder bei Ihnen einkehrt.

Der dritte Deutungsansatz ist folgender: Fußball steht auch für Kampfgeist. Möglicherweise befinden Sie sich gerade in einer schwierigen Situation. Vielleicht denken Sie sogar ans Aufgeben? Ihr

Traum verrät Ihnen: Bleiben Sie am Ball! Geben Sie nicht auf und zeigen Sie den nötigen Kampfgeist! Dies wird sich auszahlen.

Feuer

Das Feuer ist ein sehr ambivalentes Symbol: Einerseits spendet es Wärme und Licht, auf der anderen Seite kann Feuer jedoch auch zur Gefahr werden. Vor allem dann, wenn Ihnen Feuer in Ihren Träumen als etwas Bedrohliches erscheint, sollten Sie hellhörig werden. Entfaltet das Feuer in Ihrem Traum seine zerstörerische Kraft – also brennt zum Beispiel das eigene Zuhause oder etwas anderes, das Ihnen wichtig ist – symbolisiert das große Probleme, denen Sie auf den Grund gehen sollten. Stehen hingegen Personen, die Ihnen nahe stehen und Ihnen wichtig sind, in Flammen, dann ist das als Hinweis zu verstehen, dass etwas in der Beziehung zu der Person nicht in Ordnung ist.

Fliegen

Im Grunde ist das Fliegen ein sehr alter, tief in uns verwurzelter Menschheitswunsch. Fliegen steht wie kein anderes Symbol für Freiheit – vielleicht eine Sache, die Sie in Ihrem Leben in letzter Zeit vermissen? Fühlen Sie sich vielleicht manchmal eingeengt und würden am liebsten aus manchen Situationen fliehen?

Fliegen kann jedoch auch für Selbstüberschätzung

stehen und dann im Traum erscheinen, wenn man im wahrsten Sinne des Wortes „zu hoch hinausfliegt“.
Wer träumt, besonders weit weg zu fliegen und vielleicht sogar vor etwas zu flüchten, der flieht auch im wirklichen Leben vor Problemen, die unangenehm erscheinen.

Fremdgehen

Nur weil man vom Fremdgehen träumt, muss das nicht zwangsläufig heißen, dass man auch im realen Leben den Wunsch verspürt, seinem Partner untreu zu werden. Allerdings kann ein Traum vom Fremdgehen durchaus auf eigene Probleme oder Probleme in der Partnerschaft hinweisen. Am besten sprechen Sie diese Probleme direkt vor Ihrem Partner an, um zu verhindern, dass diese sich zu sehr aufstauen und schließlich zur Gefahr für die Partnerschaft werden können.
Das Träumen vom Fremdgehen kann jedoch auch allgemein auf ein schlechtes Gewissen hinweisen – beispielsweise durch Lügen oder Unehrlichkeit gegenüber dem Partner oder Freunden.
Möglicherweise haben Sie aber auch das Gefühl, dass Sie sich in Ihrer Beziehung nicht ausreichend sexuell austoben können. Könnte es sein, dass tief in Ihnen sexuelle Wünsche verborgen liegen, die Sie noch nicht mit Ihrem Partner geteilt haben?

G

Garten

Ein Garten ist etwas Schönes. Er steht für Fruchtbarkeit und Lebensfreude. Sollten Sie von einem Garten geträumt haben, dann ist dies grundsätzlich als etwas Positives zu deuten. Es kann jedoch auch bedeuten, dass Sie sich nach einer Auszeit und mehr Ruhe und nach einem Rückzugsort sehnen. Der Garten kann auch als Symbol für das ausgeprägte Bedürfnis nach Liebe stehen. Sie sollten für sich selbst herausfinden, welcher Deutungsansatz auf Sie selbst und Ihre aktuelle Lebenssituation zutrifft.

Geburtstag

Für die meisten Menschen ist der eigene Geburtstag ein schöner Anlass und ein Grund, mit seinen Freunden und der Familie zu feiern, sich beschenken zu lassen und einen Tag lang im Mittelpunkt zu stehen. Falls Sie davon geträumt haben, dass Sie selber Geburtstag haben, könnte dies darauf hindeuten, dass Sie genau diese eine Sache in Ihrem Alltag vermissen: Im Mittelpunkt zu stehen oder auch einfach nur Aufmerksamkeit. Sie haben häufig das Gefühl, dass Ihnen nicht die Aufmerksamkeit geschenkt wird, die Sie verdienen. Sie sollten sich überlegen, woher dieses Empfinden kommt.

Gefängnis

Im Gefängnis landen Menschen, die eine Straftat begangen haben und schließlich vor Gericht zu einer Freiheitsstrafe verurteilt wurden. Das Symbol Gefängnis steht für den Verlust der Freiheit, für das Eingesperrt sein und von anderen Menschen Abgetrenntsein. Sollten Sie davon träumen, selbst eingesperrt zu sein, deutet dies darauf hin, dass Sie sich im realen Leben häufig gefangen fühlen. Damit muss nicht zwingend physische Gefangenschaft gemeint sein – viel häufiger handelt es sich dabei um psychische Einschränkungen. Haben Sie oft das Gefühl sich irgendwem unterordnen zu müssen? Nicht frei Ihre Meinung sagen zu dürfen? All diese Dinge können ein Indiz für psychische Gefangenschaft sein. Um sich aus diesen Fängen befreien zu können, müssen Sie sich erst einmal bewusst werden, was Sie gefangen macht und wo die Ursachen hierfür liegen.

Geist

Geister sind Fabelwesen, die Menschen in Angst und Schrecken versetzen sollen. Der Legende nach ist ein Geist die Seele eines Verstorbenen, der keine Ruhe findet und daher die Lebenden heimsucht. Klingt erst einmal ziemlich unheimlich. Doch keine Sorge: Ihr Traum ist kein schlechtes Omen. Vielmehr verdeutlicht er, dass Sie eine geliebte Person, die nicht mehr in ihrem Leben ist, vermissen. Sie verspüren den tiefen Wunsch in sich, diesem Menschen noch ein letztes Mal zu begegnen. Es muss sich bei diesem Menschen übrigens nicht zwingend um einen Verstorbenen handeln – es kann auch um den Verlust eines guten Freundes durch einen Streit gehen. Möglicherweise können Sie den Traum als Impuls zur Versöhnung nutzen – immerhin hat Ihnen Ihr Unterbewusstsein nun gezeigt, dass Sie ohne diese Person nur schwer leben können. Kommt der Geist auch während Sie wach sind, dürfen Sie diesen nicht mit einem Verstorbenen verwechseln, da Dämonen sich als Verstorbene ausgeben, um Sie zu manipulieren. Verstorbene schlafen und können weder denken oder gar kommunizieren. In der Bibel in Prediger 9,10 heißt es dazu: *„[...] denn im Totenreich, in das du fährst, gibt es weder Tun noch Denken, weder Erkenntnis noch Weisheit.“*

Geld

Träume, die von Geld handeln, sind grundsätzlich nichts Ungewöhnliches – immerhin ist unser alltägliches Leben sehr von Geld und Finanzen geprägt. Wir alle sind auf unser Einkommen angewiesen, da es unser Überleben sichert.

Sollten Sie davon träumen, dass Sie eine größere Menge an Geld finden, ist dies meist ein sehr positives Zeichen: Es deutet darauf hin, dass Sie auch im realen Leben die Mittel und Wege besitzen, mögliche Herausforderungen zu meistern oder aber Schwierigkeiten aus dem Weg zu räumen.

Gepäck

Wenn in Ihrem Traum Gepäck eine Rolle gespielt haben sollte, dann sollten Sie versuchen, sich zu erinnern, um welches Gepäck es sich gehandelt hat bzw. was Ihre Koffer und Taschen beinhaltet haben. Das Gepäck als Symbol gilt nämlich als Bild der eigenen Persönlichkeit: Einzelne Gepäckstücke oder Inhalte können eine Menge über Sie als Mensch verraten: Über Ihre Fähigkeiten, Ihre Erinnerungen und Ihre Ziele. Sollte sich beispielsweise ein Kompass oder eine Landkarte in Ihrem Koffer befunden haben, bedeutet dies, dass Sie ein sehr unternehmungs- und abenteuerlustiger Mensch sind. Sollten sich besonders viele Klamotten – darunter auch sehr feine und elegante Kleidungsstücke – in Ihrem Koffer befunden haben, dann deutet dies darauf hin, dass Sie sehr viel Wert auf Ihr äußeres Erscheinungsbild legen. Versuchen Sie also genau herauszufinden, womit Ihr Koffer gefüllt war, um schließlich mehr über Sie selbst und Ihre Persönlichkeit zu erfahren.

Glatze

Langes, volles Haar gilt allgemein als Zeichen für Jugend und Schönheit – eine Glatze zu haben deutet hingegen auf den Verlust der Haarpracht und damit

einhergehend auf das Älterwerden hin. Die Glatze steht also für Alterung und nachlassende körperliche Fähigkeiten. Möglicherweise befinden Sie sich aktuell in einer Lebensphase, in der Ihnen das zunehmende Alter bewusst vor Augen geführt wird. Vielleicht haben Sie auch Ängste oder ein unwohles Gefühl vor dem Älterwerden.
Das Träumen von einer Glatze kann darüber hinaus auch auf sexuelle Probleme – die häufig mit fortschreitendem Alter einhergehen – hinweisen.

Großmutter

Die Großmutter als Traumsymbol steht vor allem für eins: Geborgenheit. Das Symbol kann aus zwei verschiedenen Gründen in Ihren Träumen auftauchen: Entweder fühlen Sie sich gerade im Moment sehr geborgen und wohl oder aber Sie sehnen sich nach Geborgenheit und vermissen diese in Ihrem aktuellen Leben.
Das Symbol Großmutter kann im Traum jedoch auch für das eigene emotionale Wachstum stehen und dafür, dass man sich langsam von seinem Elternhaus loslöst und eigene Wege geht.

H

Haare

Gesunde, lange Haare symbolisieren im Traum Sinnlichkeit und Potenz. Falls Ihr Traum von Haaren handeln sollte, sollten Sie unbedingt auf die Beschaffenheit und den Zustand dieser achten. Sind die Haare lang, füllig und gepflegt, ist dies als durchaus positives Zeichen und als Symbol von Gesundheit und Zufriedenheit zu werten. Wirken die Haare allerdings ungepflegt, könnte dies auf gesundheitliche Sorgen hinweisen, die Sie im realen Leben quälen.

Haushalt

Wenn Sie vom eigenen Haushalt träumen, sollten Sie bei der Deutung darauf achten, in welchem Zustand sich Ihr Haushalt befunden hat: War dieser sehr sauber und ordentlich, dann bedeutet dies, dass Sie sich sehr wohl fühlen – nicht nur in Ihrem eigenen Zuhause, sondern auch ganz allgemein und vor allem psychisch.

Sollte Ihr Haushalt im Traum jedoch unordentlich und chaotisch gewesen sein, ergeben sich auch daraus Rückschlüsse auf Ihr reales Leben: Sie scheinen sich aktuell nicht wirklich wohl zu fühlen. Versuchen Sie herauszufinden, worin dies begründet liegt. In Ihrem aktuellen Job? In Ihrer Beziehung? Oder steckt doch etwas ganz anderes dahinter?

Wichtig ist, dass Sie die Ursache für Ihr psychisches Unwohlsein und das „Chaos“ in Ihrem Kopf herausfinden – denn nur so können Sie auch dagegen vorgehen und im wahrsten Sinne des Wortes „aufräumen“.

Hexe

Eine Hexe verbinden wir in der heutigen Zeit mit nicht unbedingt positiven Eigenschaften: Hexen sind meist hinterhältig, alt und hässlich. Die Magie, die Sie besitzen, setzen sie meist für „böse“ Zwecke ein. Auch im Traum steht das Symbol Hexe für Bösartigkeit. Wurden Sie damit in letzter Zeit auch im realen Leben konfrontiert? Beispielsweise in einem Streit? Möglicherweise haben Sie aber auch Seiten an sich entdeckt, die Ihnen selbst Angst machen. Nehmen Sie sich die Zeit, genauer herauszufinden, was es damit auf sich hat.
Das Träumen von einer Hexe (oder gar selbst eine Hexe zu sein) kann jedoch auch positiv gewertet werden. Es kann ein Zeichen dafür sein, dass man die eigenen Pläne gut in die Tat umsetzen kann.

Hochzeit

Im psychologischen Sinne steht das Symbol Hochzeit für zwei Dinge gleichzeitig: Für einen Anfang und für ein Ende. Die Hochzeit ist der Beginn der Ehe, eines neuen Lebenskapitels. Gleichzeitig schließt sie jedoch ein anderes Lebenskapitel für immer ab. Möglicherweise stehen Sie selbst vor einem Neuanfang oder aber vor dem Ende einer Ära und blicken mit gemischten Gefühlen auf diese Ereignisse. Sie sollten sich intensiv mit Ihren Gefühlen, Ihren Ängsten, Sorgen und Zweifeln auseinandersetzen, um sich schließlich frei einem Neubeginn hingeben zu können.

Hund

Träume von oder mit einem Hund können auf unterschiedlichste Art und Weise interpretiert und verstanden werden. Viele Menschen lieben Hunde und sehen diese als ihre besten Freunde an. Sie schätzen ihre bedingungslose Zuneigung, was den Hund zu einem Symbol der Treue und Liebe, aber auch zu einem Symbol der absoluten Gehorsamkeit macht.

Manche Menschen haben jedoch auch Angst vor Hunden – ganz besonders dann, wenn diese nicht als zutraulich und lieb auftreten, sondern aggressiv und böse in Erscheinung treten. Wer von bedrohlichen Hunden träumt, hat möglicherweise mit beruflichen Problemen zu kämpfen.

Ganz besonders wichtig ist also beim Symbol Hund: Machen Sie sich bewusst, wie der Hund in Erscheinung getreten ist. Auch die Farbe des Hundes kann wichtige Hinweise liefern: Ein weißer Hund steht eher für Positives, während ein schwarzer Hund sehr wahrscheinlich für eine

Bedrohung steht.

Hygiene

Das Traumsymbol Hygiene deutet auf inneres Wohlbefinden hin. Sie scheinen aktuell im Reinen mit sich selbst zu sein und sich wohlzufühlen – sowohl privat als auch im Beruf.

Das Symbol Hygiene kann allerdings auch auf das genaue Gegenteil hinweisen: Und zwar darauf, dass Sie sich nach Wohlbefinden sehnen und aktuell nicht wirklich mit sich selbst im Reinen sind. Ein innerer Konflikt beschäftigt Sie und hält Sie davon ab, richtig glücklich zu sein. Sie sollten sich mit diesem inneren Konflikt intensiver auseinandersetzen und nach dessen Ursprung suchen. Nur so können Sie eine langfristige Lösung des Problems bewirken und mit sich selbst ins Reine kommen.

I

Interview

Bei einem Interview geht es darum, durch gezieltes Nachfragen Dinge über die interviewte Person herauszufinden. Findet sich dieses Szenario in Ihrem Traum wieder, kann dies auf unterschiedliche Art und Weise gedeutet werden: Möglicherweise befindet sich in Ihrem Leben ein Mensch, aus dem Sie im wahrsten Sinne des Wortes nicht schlau

werden. Er gibt Ihnen keine Einblicke in seine Gefühlswelt und Sie haben oft das Gefühl, er verbirgt etwas vor Ihnen. Bei dieser Person kann es sich um den eigenen Partner, ein Familienmitglied, einen Freund oder Arbeitskollegen handeln. Ähnlich wie im Traum würden Sie diesen auch im realen Leben gerne zu einigen Dingen befragen, um mehr Klarheit zu erlangen.
Die Interviewsituation im Traum kann jedoch auch ein Zeichen dafür sein, dass Sie sich selbst, Ihre Motivation und Ihre eigenen Entscheidungen hinterfragen.

J

Jagd

Wer auf die Jagd geht, hat meist ein ganz klares Ziel vor Augen – spätestens dann, wenn die Beute nur noch einen Abzug entfernt ist. Sollte Ihr Traum von einer Jagd handeln, dann ist dies möglicherweise ein Hinweis, dass Ihnen eben jene festen Ziele im Leben fehlen. Sie sollten daher darüber nachdenken, was Sie in Ihrem Leben konkret erreichen wollen oder zumindest die nächsten – beruflichen oder privaten – Schritte definieren. Schrecken Sie nicht davor zurück, Ziele komplett neu zu setzen.
Die Jagd kann jedoch auch ein Symbol dafür sein, dass einer Ihrer Pläne genau so verläuft, wie Sie es

sich wünschen. Sie sollten diesen Plan weiter verfolgen.

Jugend

Wer von Jugend träumt oder davon, selbst wieder jung zu sein, der trägt möglicherweise den tiefen Wunsch in sich, selbst wieder jung sein zu wollen. Kann es sein, dass Sie dieser Thematik auch im realen Leben große Aufmerksamkeit widmen?
Das Symbol Jugend kann jedoch auch darauf hindeuten, dass Sie etwas in Ihrem Leben stark bereuen und sich vielleicht sogar wünschen, Dinge ungeschehen zu machen. Ihr Unterbewusstsein befördert Sie durch Ihren Traum zurück in die Jugend und damit zurück in eine Zeit, in der Sie noch frei von Reue waren und gewisse Dinge, die Sie heute bereuen, noch nicht passiert sind.
Von Jugend zu träumen, kann jedoch auch auf die eigene Eitelkeit hinweisen.

K

Käfer

Im Allgemeinen gilt das Träumen von einem Käfer als Zeichen für ein positives Ereignis. Der Marienkäfer verspricht besonderes Glück. Sie scheinen sich im Moment in einer sehr zufriedenstellenden und gar glücklichen Lebenssituation zu befinden. Diese glückliche Situation ist eventuell von äußeren Faktoren abhängig und der Marienkäfer warnt Sie nun, dass Sie auch aus sich heraus Ihr Glück erzeugen können.

Kinder

Grundsätzlich sind auch Kinder, die uns in unseren Träumen erscheinen, ein positives Zeichen. Sie stehen für Glück und Lebensenergie. Außerdem sind sie ein Zeichen für Freundschaft. Zugleich symbolisieren Kinder jedoch auch Sorgen – eine Mutter beispielsweise ist fast ständig auf die Sicherheit des eigenen Kindes bedacht und daher häufig in Sorge. Möglicherweise sind auch Sie in Ihrer aktuellen Lebenssituation um einen bestimmten Menschen aus Ihrem persönlichen Umfeld besorgt?

Krankenhaus

Für viele ist ein Krankenhaus kein wirklich positiver Ort – immerhin landet man nur dann dort, wenn man entweder selbst erkrankt ist oder aber einen kranken Menschen, der dort stationiert ist, besucht. Andererseits darf man nicht vergessen, dass das Krankenhaus auch ein Ort der Heilung und Genesung ist. Vielen Menschen kann im Krankenhaus geholfen werden. Sollten Sie in Ihrem Traum von einem Krankenhaus träumen, dann deutet dies darauf hin, dass Sie selbst das Gefühl haben, dass

Sie nicht ganz fit sind. Damit muss nicht zwingend eine echte Krankheit einhergehen – möglicherweise fühlen Sie sich auch einfach „nur“ ausgelaugt. Sie sollten dieses Gefühl auf keinen Fall verdrängen und auch im realen Leben eine schnelle „Genesung“ anstreben.

Krieg

Den Begriff Krieg verbinden wir mit fast ausschließlich negativen Dingen: Gewalt und Kampf, Waffen, Leid, Verlust, Drama und Tod. Häufig deutet das Traumsymbol Krieg auf eine innere Anspannung des Träumenden hin. Sie blicken voller Anspannung und Ungewissheit auf ein bevorstehendes Ereignis. Ihre Gefühle diesbezüglich sind überwiegend negativ – dennoch versuchen Sie sich – ähnlich wie im Krieg – bestmöglich dafür zu wappnen.

Kuss

Der Kuss steht für die liebevolle Vereinigung zwischen zwei Menschen. Dabei kann dieser Freundschaft, Fürsorge, Freude, Zugehörigkeit, Verbundenheit und Liebe ausdrücken. Grundsätzlich ist der Kuss also ein sehr positives Symbol. Sollten Sie im Traum jemanden küssen, dann drückt dies die tiefe Zuneigung aus, die Sie diesem Menschen gegenüber empfinden. Damit muss nicht zwingend eine partnerschaftliche Beziehung ge-

meint sein – ein Kuss kann im Traum auch auf Freundschaft oder Familie hinweisen.
Das Traumsymbol Kuss kann jedoch auch auf das Bedürfnis nach Kommunikation hinweisen. Sollten Sie beispielsweise im Wachzustand einen Konflikt oder gar Streit mit der geküssten Person haben, dann bedeutet dies, dass es Ihnen von großer Bedeutung ist, diesen Streit zu begraben und über die Probleme zu sprechen.

L

Labyrinth
Wer sich in einem Labyrinth befindet, dessen Aufgabe ist es, den Weg heraus zu finden – und das ist oft gar nicht so einfach und mit zahlreichen Problemen verbunden! Erscheint Ihnen ein Labyrinth in Ihren Träumen, kann das ein Hinweis darauf sein, dass Sie im realen Leben merken, dass Sie nicht gänzlich glücklich sind und Ihnen etwas fehlt. Kurzum: Sie sind auf der Suche nach dem eigenen Weg zum Glück. Das Labyrinth ist ein Zeichen dafür, dass sich dies häufig sehr schwierig gestaltet. Die gute Nachricht ist jedoch: Genauso wie der Ausgang aus dem Labyrinth ist auch das Glück nicht unmöglich zu finden. Möglicherweise liegt es sogar direkt vor Ihrer Nase und Sie müssen nur mal ums nächste Eck schauen.

Der Traum von einem Labyrinth kann jedoch auch als Warnung betrachtet werden: Lassen Sie sich nicht täuschen! Viele Wege führen uns durch das Labyrinth, aber nur ein Weg führt wieder hinaus. Manchmal mögen die Wege sehr ähnlich aussehen und man muss vorsichtig sein – mit etwas Geschick kann man den richtigen Weg jedoch herausfinden. Dies gilt auch für Personen aus Ihrem Umfeld: Sollten Sie das Gefühl haben, dass Ihnen jemand nicht aufrichtig begegnet und Sie vielleicht sogar täuschen möchte, dann hören Sie auf Ihr Bauchgefühl und gehen Sie diesen Eindrücken genauer nach.

Laterne

Eine Laterne ist dafür gemacht, Licht zu spenden und dadurch Dinge auch in völliger Dunkelheit sichtbar zu machen. Möglicherweise stehen Sie gerade vor folgendem Problem: Sie fragen sich, was die Zukunft für Sie bereithält. Für Sie liegt Ihre eigene Zukunft in völliger Dunkelheit und Sie können nicht erkennen, was auf Sie wartet und – noch viel schlimmer – was Sie eigentlich wollen. Ihr Unterbewusstsein sagt Ihnen mit Hilfe Ihres Traumes ganz klar: Erhellen Sie Ihre Zukunft und bringen Sie Licht ins Dunkle! Werden Sie sich darüber bewusst, was Sie wollen und wo Sie in zehn Jahren stehen möchten. Ausgehend von diesem Ziel sollten Sie dann Schritt für Schritt planen, wie Sie dieses Ziel erreichen können und wie Sie Ihre Zukunft entsprechend planen müssen. Diese wichtigen Erkenntnisse werden Ihnen helfen, innere Ruhe zu finden und Zukunftsängste zu überwinden.

Liebe

Die Liebe ist im Allgemeinen natürlich etwas Schönes und Positives. Wer von der Liebe träumt, der ist möglicherweise auch im realen Leben gerade frisch verliebt oder aber höchst zufrieden mit der Situation, wie sie gerade ist.

Die Liebe kann jedoch auch für die Sehnsucht nach Zweisamkeit und Geborgenheit stehen. Kann es sein, dass Sie sich oft einsam und alleine fühlen?

Möglicherweise soll Sie das Träumen von der Liebe allerdings auch davor warnen, im realen Leben nicht den Kopf zu verlieren und vernünftige Entscheidungen zu treffen.

Lüge

Wer vom Lügen träumt, der wurde möglicherweise auch im realen Leben kürzlich damit konfrontiert – entweder durch eine Lüge, die man selbst in die Welt gesetzt hat oder aber durch eine Lüge, die einem vorgesetzt wurde. Beide Szenarien können einen schwer belasten. Hat man selbst gelogen, kann der Traum vom Lügen das schlechte Gewissen offenbaren, das Sie quält. Sie sollten für Klarheit sorgen und die Lüge aus dem Weg räumen. Mit den

Konsequenzen, die Ihre Lüge nach sich zieht, müssen Sie lernen, umzugehen.
Der Traum vom Lügen könnte jedoch auch darauf hindeuten, dass Sie sich selbst belogen und betrogen fühlen oder zumindest unterschwellig das Gefühl haben, dass jemand nicht ehrlich zu Ihnen war. Sie sollten dem nachgehen und für Klarheit sorgen.

M

Maske
Wer eine Maske trägt, der verdeckt sein Gesicht und täuscht anderen Menschen damit etwas vor. Genau dafür steht das Symbol Maske auch im Traum: Es deutet darauf hin, dass Sie in manchen Situationen nicht ehrlich sind – vor allem zu sich selbst. Möglicherweise hören Sie zu wenig auf sich selbst und Ihre eigenen Bedürfnisse. Und auch, wenn Sie dies gar nicht bewusst wahrnehmen, scheinen Sie darunter sehr zu leiden. Versuchen Sie herauszufinden, in welchen Punkten Sie ehrlicher im Umgang mit sich selbst sein könnten. Leider ist das Tragen von Masken zu Coronazeiten schon Alltag geworden, sodass es wahrscheinlich momentan öfters vorkommen kann, dass Sie von maskierten Menschen träumen.

Mädchen

Als Mädchen werden in der Regel Kinder oder Jugendliche bis 18 Jahre bezeichnet. Was bedeutet es nun aber, wenn Ihnen im Traum ein (möglicherweise auch noch völlig unbekanntes) Mädchen begegnet? Das Traumsymbol Mädchen steht für eine sehr kindliche und noch nicht vollends entwickelte Persönlichkeit. Es kann beispielsweise auch auf eine unreife Sexualität hindeuten. Darüber hinaus kann es jedoch auch den Beginn einer neuen Liebe symbolisieren.

Grundsätzlich steht das Symbol Mädchen für Persönlichkeitszüge des Träumenden wie Fürsorge, eine sympathische Ausstrahlung oder aber auch Anpassungsfähigkeit. Es kann aber auch darauf hinweisen, dass der Träumende sehr leicht beeinflussbar ist – eine Eigenschaft, die oft negative Konsequenzen mit sich bringt. Sie sollten sich in diesem Fall sehr genau selbst beobachten und reflektieren, wann Sie nach Ihren eigenen Wünschen handeln und wann Sie nach den Wünschen anderer handeln.

Meer

Grundsätzlich steht Wasser wie nichts anderes für Leben – es ermöglicht Nahrung und ist für den Menschen im wahrsten Sinne des Wortes überlebenswichtig. Dennoch kann Wasser auch eine Gefahr symbolisieren: Wer nicht schwimmen kann, der kann in tiefen Gewässern leicht untergehen und ertrinken. Die Tiefen der Meere sind für uns Menschen höchst geheimnisvoll und unergründlich. Wer von tiefen Gewässern oder vom Meer träumt, der steht möglicherweise vor einem Aufbruch in unbekannte Bereiche und damit vor etwas ebenso Ungewissem und Unergründlichem wie dem Meer.

Messer

Ein Messer besitzt die Fähigkeit, Dinge ab- oder wegzuschneiden. Wenn Ihnen ein Messer im Traum begegnet, dann kann dies auch ein Hinweis darauf sein, dass Sie etwas loswerden oder sich von gewissen Dingen in Ihrem Leben trennen wollen. Sie wollen diese Dinge im wahrsten Sinne des Wortes aus Ihrem Leben „wegschneiden". Versuchen Sie herauszufinden, worum es sich handelt.

Motorrad

Ein Motorrad ist der Inbegriff von Freiheit und Abenteuer. Falls ein Motorrad in Ihrem Traum eine Rolle gespielt haben sollte, kann dies auch ein Anzeichen dafür sein, dass Sie sich nach Abenteuer und Freiheit sehnen. Möglicherweise wollen Sie einfach mal aus Ihrem alltäglichen Leben ausbrechen. Dieses Bedürfnis lässt sich oft auch schon mit Hilfe von kleinen Veränderungen erfüllen. Bringen Sie doch etwas Abwechslung in Ihren Alltag, indem Sie beispielsweise etwas Außergewöhnliches kochen oder indem Sie sich an ein ungewohntes Kleidungsstück in einer für Sie ungewohnten Farbe trauen.

Mörder

Mord gilt als eines der schwersten Verbrechen durch Menschenhand. Meist sind Träume, die von Mördern und Mord handeln, schlimme Albträume. Generell gibt es einige verschiedene Deutungsansätze, die für das Traumsymbol Mord in Frage kommen. Zum einen ist das Symbol Mörder ein Hinweis, auf die „mörderische Seite“ des verdrängten Selbst. Der Betroffene hat es geschafft, Teile seiner Gesellschaft bisher fast vollständig zu unterdrücken. Diese unterdrückten Persönlichkeitsmerkmale wollen nun mit „mörderischer Macht“ ans Tageslicht kommen. Aber keine Sorge – natürlich gilt dies nur im übertragenen Sinne und ist kein Hinweis darauf, dass Sie den Drang verspüren, Straftaten zu begehen. Vielmehr kann es sich bei diesen unterdrückten Persönlichkeitseigenschaften um bestimmte Vorlieben handeln, die Sie bisher nicht ausleben konnten.

Das Träumen von einer Straftat wie beispielsweise Mord kann jedoch auch auf aggressive Neigungen des Träumenden hinweisen. Möglicherweise sollten Sie deswegen Ihre Verhaltensweisen in der realen Welt überdenken und kritisch hinterfragen.

Mutter
Das Traumsymbol Mutter zählt zu den wohl ambivalentesten Traumsymbolen, die es gibt: Die Mutter kann im Traum zum einen für großes Glück und bedingungslose Liebe stehen – vor allem dann, wenn Sie auch im realen Leben eine gute und intakte Beziehung zu Ihrer Mutter pflegen.
Sollten Sie jedoch keine gute Beziehung zu Ihrer eigenen Mutter haben oder sollte sich das Verhältnis in letzter Zeit verschlechtert haben, dann ist das Symbol Mutter ein Hinweis darauf, dass Sie sich tief in Ihrem Inneren nach einer Aussprache und Klarheit sehnen. Sie sollten das Verhältnis zu Ihrer Mutter aufarbeiten und nach Gründen für das angeknackste Verhältnis suchen. Ihr Unterbewusstsein wird es Ihnen danken!
Das Symbol Mutter kann jedoch auch eine Warnung sein. Die Mutter steht hierbei im Traum stellvertretend für Ihr Gewissen bzw. Ihr Unterbewusstsein, das hinsichtlich einer bestimmten Sache beunruhigt ist. Ist es möglich, dass in Ihrem realen Leben eine Veränderung ansteht, der Sie eher skeptisch gegenüberstehen?
Versuchen Sie die Gründe ausfindig zu machen, die für dieses unwohle Gefühl verantwortlich sind und nehmen Sie die Warnung Ihres Unterbewusstseins ernst.

N

Nacht

Für viele bedeutet die Nacht Erholung und Ruhe. Zugleich symbolisiert die Nacht auch einen Zusammenhang mit dem Unbewussten – Vieles wird in der Dunkelheit nicht sichtbar. Dies kann man auch auf unser Unterbewusstsein übertragen. Wer von Nacht träumt, den beschäftigt sehr wahrscheinlich etwas in seinem Unterbewusstsein. Geht man dem genauer nach, stellt sich häufig heraus, dass es sich hierbei um Ängste und Zweifel handelt. Das Traumsymbol Nacht deutet darauf hin, dass man mehr Licht ins Dunkel bringen soll.
Die Nacht steht zugleich auch für unterdrückte Sehnsüchte und geheime Wünsche – also all die Dinge, die wir nicht offen kommunizieren, die aber dennoch tief in uns verborgen sind und zu uns gehören. Sie sollten in Erwägung ziehen, auch in dieser Hinsicht mehr von sich preiszugeben und Ihre Sehnsüchte ausleben.

Nacktheit

Wer kennt sie nicht: Träume, in denen man plötzlich selbst völlig nackt in der Öffentlichkeit steht oder aber einem anderen Menschen unbekleidet begegnet. Häufig werden Träume vom Nacktsein mit Sexualität in Verbindung gebracht – dies muss aber nicht zwingend der Fall sein. Oft steht die Nacktheit im Traum nämlich für Nacktheit im übertragenen Sinne. Wer sich in seiner Haut komplett wohl fühlt und seinen Körper liebt und akzeptiert, wie er ist, der hat mit der Nacktheit im Traum möglicherweise gar kein Problem. Der Träumende scheint mit sich selbst im Reinen zu sein und offenbart mit der Nacktheit sein wahres Ich.

Nacktheit im Traum kann jedoch auch auf Unsicherheiten hindeuten: Wer kein großes Selbstwertgefühl hat, sich selbst eher geringschätzt und häufig Ablehnung durch Mitmenschen erfährt, der möchte möglicherweise nicht viel von sich preisgeben und sich lieber verstecken. Sich vor anderen – durch beispielsweise Nacktheit – komplett entblößen zu müssen, ist sein größter Albtraum. Seine schützende Hülle – also seine Kleidung – wurde ihm genommen.

Versuchen Sie dieses Szenario auch auf Ihr Leben zu übertragen: Wovor haben Sie Angst? Haben Sie vielleicht sogar etwas zu verbergen und im Zuge dessen Angst vor einer Bloßstellung?

Natur

Die Natur ist etwas höchst Positives. Sie steht für Ruhe und Frieden. Wer von der Natur träumt, der mag diese beiden Eigenschaften – Ruhe und Frieden – möglicherweise gerade sehr intensiv im realen Leben erfahren.

Der Traum von der Natur könnte jedoch auch auf

das Gegenteil hinweisen – darauf, dass Sie diese beiden Attribute sehr in Ihrem Leben vermissen und sich nach mehr Ruhe und Frieden sehnen.
Das Symbol Natur steht darüber hinaus für den Hinweis, sich auf die wichtigen Dinge des Lebens zu konzentrieren und sich nicht von Unwichtigkeiten ablenken zu lassen.

Neid
Das Gefühl des Neides kennen wir wohl alle, obwohl wir nach dem zehnten Gebot gerade nichts begehren sollen, was unserem Nächsten gehört: Jemand hat etwas, das ich selbst nicht habe, aber gerne hätte. Wer von Neid träumt, der wird möglicherweise auch im realen Leben von diesem höchst negativen und zermürbenden Gefühl verfolgt. Ist es möglich, dass Sie sich häufig benachteiligt fühlen? Dieses Gefühl der Benachteiligung kann im Zusammenhang mit dem Beruf, der Familie oder den eigenen Freunden auftreten. Möglicherweise verspüren Sie tief in sich den Wunsch nach Ausgleich oder auch Gerechtigkeit. Sie sollten sich tiefer mit diesen Gefühlen auseinandersetzen und nach deren Ursprung suchen.

O

Oase

Eine Oase steht für Erholung und Entspannung. Sollte dieses Symbol in Ihren Träumen auftauchen, dann ist dies ein Hinweis dafür, dass Sie sich nach eben jener Erholung sehnen. In Ihrem Leben scheint es aktuell sehr stressig zuzugehen. Einfach mal die Füße hochlegen und entspannen – das war schon lange nicht mehr drin! Sie sollten auf Ihr Unterbewusstsein hören und sich ab und an Auszeiten gönnen. Diese Auszeiten sind wichtig, um wieder Kraft tanken zu können und um für die anstehenden Aufgaben bestens gewappnet zu sein. Selbst wenn Sie sich am Anfang eher dazu „zwingen“ müssen, einen Gang herunterzuschalten – es ist absolut wichtig: Für Ihren Geist und für Ihren Körper.

Ohrfeige

Wer eine Ohrfeige kassiert, der hat sich meist etwas zuschulden kommen lassen. Die Ohrfeige steht im Traum als Zeichen dafür, Verantwortung für etwas zu übernehmen und für seine Taten zur Rechenschaft gezogen zu werden. Haben auch Sie im realen Leben etwas erlebt, das Sie belastet, vor dessen Verantwortung Sie bisher jedoch geflohen sind? Dann ist es möglicherweise jetzt an der Zeit, zu Fehlern zu stehen und Verantwortung zu übernehmen.

P

Partner

Es ist erst einmal nichts Ungewöhnliches vom eigenen Partner zu träumen – immerhin nimmt dieser eine wichtige Rolle im eigenen Leben ein. Man verbringt viel Zeit mit dem eigenen Partner und teilt nicht nur emotional, sondern auch körperlich beinahe alles miteinander. Um mehr über die Bedeutung Ihres Traumes herauszufinden, sollten Sie sich bewusst machen, in welchem Zusammenhang Sie von Ihrem Partner geträumt haben und welche Rolle dieser dabei eingenommen hat. Sollten Sie von einem Streit mit dem eigenen Partner geträumt haben, deutet dies auch auf Konflikte im realen Leben hin, die Sie ansprechen und thematisieren sollten.

War es jedoch ein harmonischer Traum, in dem Sie beispielweise etwas Schönes mit Ihrem Partner unternommen haben, dann kann dies ein Zeichen für tiefe Liebe oder zumindest Verliebtheit sein. Es kann jedoch auch ein Anzeichen dafür sein, dass Sie sich wünschen würden, mehr mit Ihrem Partner zu unternehmen. Sollten Sie dies so empfinden, sollten Sie ein klärendes Gespräch mit Ihrem Partner aufsuchen.

Periode
Träume von der Periode, also der Monatsblutung, betreffen besonders häufig Frauen. Häufig steht diese Art von Träumen im Zusammenhang mit dem Beginn der Wechseljahre – die Frau merkt, dass die eigene Fruchtbarkeit schwindet und befindet sich infolgedessen in einem Gefühlschaos: Zum einen wäre da die Angst vor dem Ende des aktiven Lebens und vor dem Ende der Fähigkeit Kinder zu bekommen und damit Leben zu spenden, zum anderen können sich Frauen auf die bevorstehende Zeit auch freuen, da diese von Unabhängigkeit und Freiheit geprägt ist, zum Beispiel weil die eigenen Kinder nun erwachsen und selbstständig sind.
Das Traumsymbol Periode kann jedoch auch ausdrücken, dass man sich selbst mehr Weiblichkeit in der eigenen Persönlichkeit wünschen würde bzw. die Sehnsucht verspürt, weiblicher leben zu können.

Pferd
Grundsätzlich stehen Pferde für Anmut, Leidenschaft, Stolz und Freiheit. Pferde können vom Reiter jedoch auch gebändigt werden – und genau das symbolisieren Pferde häufig auch im Traum. Wer von einem Pferd oder dem Reiten auf einem Pferd träumt, der verspürt im realen Leben möglicherweise den intensiven Wunsch nach Kontrolle. Vielleicht gerade deswegen, weil eine ge-

wisse Sache droht, außer Kontrolle zu geraten? Haben Sie es in Ihrem Traum mit einem Pferd zu tun, das sich nur sehr schwer bändigen lässt und starken Widerstand leistet, dann kann dies ein Hinweis darauf sein, dass Sie hart für etwas kämpfen müssen: Beispielsweise für den nächsten beruflichen Erfolg. Mit etwas Geschick, Ausdauer und Geduld können Sie dies jedoch schaffen.

Pickel

Wer kennt sie nicht: Lästige Pickel, die genau dann auftauchen, wenn man sie am wenigsten gebrauchen kann. Die Folge: Man fühlt sich unwohl und möchte diese so schnell wie möglich loswerden. Im übertragenen Sinne kann das Traumsymbol Pickel für Persönlichkeitseigenschaften des Träumenden stehen, die dieser gerne loswerden wollen würde. Der Träumende hat Angst davor, dass er etwas an sich hat, was nach außen sichtbar ist und auf andere abschreckend wirkt. Sie sollten sich intensiv mit Ihrem Empfinden auseinandersetzen: Woher kommt diese Abneigung? Und wie können Sie lernen, damit umzugehen?

Postkarte

Sie haben davon geträumt eine Postkarte zu erhalten? Dieses Traumsymbol steht allgemein für unerwartete Neuigkeiten. Möglicherweise hat sich in Ihrem realen Leben erst kürzlich etwas völlig

unerwartet verändert? Im Job oder im Privatleben? Unerwartete Neuigkeiten müssen jedoch leider nicht zwingend positiver Art sein – es kann sich hierbei auch um negative Neuigkeiten handeln, die Sie erst einmal verdauen müssen. Nehmen Sie sich hierfür die Zeit, die Sie benötigen.
Das Symbol Postkarte kann im Traum jedoch auch noch für eine weitere Sache stehen: Es kann eine Last symbolisieren. Meist steht sie für das Erledigen einer lästigen Aufgabe. Es handelt sich dabei um eine Aufgabe, die man nur ungern erledigen möchte, die aber erledigt werden muss. Es kann sich dabei um einen unangenehmen Termin handeln oder aber um die lästige Steuererklärung. Sie schieben diese Aufgabe möglicherweise schon einige Zeit vor Ihnen her. Fakt ist jedoch: Sie können nicht vor ihr davonlaufen. Versuchen Sie also diese Aufgabe, die Sie schon bis in Ihre Träume zu verfolgen scheint, zu erledigen und somit aus Ihrem Kopf zu streichen.

Pyramide

Pyramiden sind ziemlich beeindruckende, alte Bauwerke aus längst vergangenen Zeiten. Im Traum stehen sie für Kreativität und Erfolg. Sie deuten darauf hin, dass in Ihnen eine sehr kreative Ader schlummert. Mit Hilfe dieser können Sie große Erfolge erzielen – Sie müssen sie nur richtig einsetzen. Möglicherweise sind Sie häufig sehr versteift und auf reine Zahlen und Fakten bedacht.

Sie sollten aus dieser Denkstruktur versuchen auszubrechen und auch Ihre kreative Seite in Anspruch nehmen. Sie werden schon bald merken, dass Sie Ihre Kreativität schnell und weit voranbringen kann.

Q

Quadrat

In der Traumdeutung gilt das Quadrat als ein Zeichen von Zuverlässigkeit und Regelmäßigkeit. Immerhin besitzt das Quadrat vier gleich lange Seiten, die jeweils im rechten Winkel zueinanderstehen. Es bildet mit Hilfe dieser gleichlangen Seiten einen stabilen Rahmen und steht somit für Festigkeit und Ruhe. Auch innerhalb der Mathematik kommt dem Quadrat ein besonderer Stellenwert zu. Wer von einem Quadrat träumt, der ist möglicherweise im Wachzustand gerade auf der Suche nach der Lösung für ein Problem. Sie suchen vielleicht nach einer logischen Erklärung für etwas oder aber sind auf der Suche nach einer Lösung.

Grundsätzlich vermittelt das Traumsymbol Quadrat jedoch Sicherheit und Kontinuität. Sollte das Quadrat in Ihren Träumen jedoch „unordentlich" und unförmig sein, dann Achtung: Dies könnte ein Hinweis darauf sein, dass bisherige Leitlinien und Prinzipien, die Ihr Leben dominiert haben, drohen zu verwackeln.

Qualle

Träume von Quallen sind eher selten – und dennoch haben Sie eine große Aussagekraft. Quallen sind im Grunde zwar friedliche Tiere, dennoch können Sie für uns Menschen zur Gefahr werden. Durch ihr durchsichtiges und unauffälliges Erscheinungsbild sind Sie oftmals nur sehr schwer im Wasser zu erkennen. Möglicherweise belastet Sie im realen Leben gerade eine ähnliche Situation: Sie spüren eine Gefahr, die Sie aber noch nicht genau zuordnen können und deren Ursprung für Sie noch ein Rätsel ist. Sie sollten daher versuchen, sich klar zu machen, woher Ihre Ängste rühren und wie Sie gegen diese vorgehen können.

R

Rache

Wem etwas Schlimmes durch eine andere, dritte Person widerfahren ist, der verspürt möglicherweise das Gefühl nach Rache – man möchte der Person, die für den eigenen (seelischen) Schmerz verantwortlich ist, dasselbe antun und dieser Person dieselben oder gar schlimmere (seelische) Schmerzen antun. Rache ist also ein höchst negatives, zermürbendes Gefühl. Im Traum symbolisiert das

Gefühl der Rache etwas anderes: Es rät Ihnen davon ab, im realen Leben zum Racheengel zu werden. Vielmehr symbolisiert es, dass Sie sich mit der Situation, in der Sie sich befinden, abfinden sollen. Sie sollen nicht länger nach einem Schuldigen suchen und auch nicht weiter nachtragend sein.

Ratten

Ratten sind in unserer Gesellschaft nicht sehr beliebt: Sie gelten als gefürchtete Überträger von Krankheiten und werden auch sonst mit keinen wirklich positiven Eigenschaften in Verbindung gebracht. Dementsprechend verspüren die meisten Menschen Angst und Ekel vor den kleinen Nagetieren. Auch im Traum gilt das Symbol Ratte als eher negatives Zeichen. Die Ratte symbolisiert eine tief in Ihnen verborgene Angst oder Unsicherheit. Diese Angst bzw. Unsicherheit steht Ihnen auch im realen Leben häufig im Weg. Dabei sind diese Ängste meist unbegründet – ähnlich wie die Angst vor Ratten. Sie sollten sich mit Ihren Ängsten intensiv auseinandersetzen und vor allem nach den Gründen Ihrer Ängste und Unsicherheiten suchen. Nur so können Sie diese auf Dauer überwinden und ein angstfreies Leben führen.

Rauch

Rauch kann auf verschiedene Weisen auftauchen: Heller Rauch gilt im Traum als durchweg positives

Zeichen und symbolisiert etwas, auf das Sie sich freuen können. Dunkler Rauch hingegen steht meist für Schwierigkeiten und Gefahren. Möglicherweise befinden Sie sich gerade in einer Lebenssituation, in der Sie vor etwas Ungewissem stehen, das Ihnen ein mulmiges Gefühl bereitet. Sie ahnen eine Gefahr, die Ihnen im Traum als dunkler, bedrohlich wirkender Rauch begegnet.

Ruine

Eine Ruine ist kein wirklich schöner oder angenehmer Anblick: Sie steht für die Vergänglichkeit der Dinge – Dinge, die einst da waren und nun nichts weiter als ein zerstörtes Etwas sind. Das Traumsymbol Ruine deutet darauf hin, dass auch in Ihrem Kopf und in Ihren Gedanken einige Ruinen umhergeistern. Gemeint sind damit Erinnerungen an längst vergangene Erlebnisse, die Sie noch nicht verarbeitet haben. Immer wieder kommen Ihnen diese Erinnerungen an unschöne Erlebnisse aus der Vergangenheit in den Sinn. Sie versuchen diese nicht an sich heran zu lassen und von sich wegzuschieben. Manchmal scheint Ihnen dies auch zu gelingen – doch Sie ahnen es bereits: Auf Dauer ist dies gewiss nicht die richtige Lösung. Sie sollten stattdessen lernen, sich mit Ihren unverarbeiteten Erinnerungen und Ihrer eigenen Vergangenheit auseinanderzusetzen. Nur so wird es Ihnen letztendlich gelingen, Frieden mit sich selbst zu schließen und diese unangenehmen Erinnerungen und „Ruinen“ ruhen zu lassen.

S

Sand

Haben Sie schon einmal versucht, eine große Menge Sand in Ihren Händen zu halten? Wenn ja, haben Sie sicherlich gemerkt, dass dies gar nicht so einfach, wenn nicht gar unmöglich ist: Der Sand rinnt durch die Finger – unaufhaltsam und ziemlich schnell. So ähnlich ist es auch mit unserer Lebenszeit. Wir können Sie nicht festhalten. Sie rinnt dahin: Stunde um Stunde, Sekunde um Sekunde. Dieser Vergleich soll die Bedeutung des Traumsymbols Sand darstellen: Der Sand steht für die Vergänglichkeit der Dinge. Er soll Sie daran erinnern, dass nichts für immer ist: Unsere Jugend, unsere Schönheit und schließlich auch unser Leben werden irgendwann vergehen. Möglicherweise verbirgt sich hinter einem solchen Traum auch der tiefe Wunsch nach Beständigkeit. Würden Sie manchmal am liebsten die Zeit einfrieren und die Welt anhalten? Möglicherweise verbirgt sich dahinter die Angst vor Veränderung. Sie sollten diese Angst hinterfragen. Woher kommt sie? Wie wurde sie ausgelöst? Die Zukunft und damit einhergehende Veränderungen sind nichts Schlimmes vor dem man sich fürchten muss. Versuchen Sie, dies für sich begreiflich zu machen und das Hier und Jetzt zu genießen.

Sarg

Ein Sarg steht allgemein für etwas Negatives: Für Tod, Trauer oder Verlust. Viele Menschen werden nach ihrem Tod in einem Sarg beerdigt. Damit wird dem Verstorbenen die „letzte Ehre“ erwiesen. Der Sarg ist damit ein ambivalentes Symbol: Zum einen steht er für die Angst vor Verlusten, zum anderen steht er für Abschied und Neubeginn.
Diese beiden Bedeutungen müssen im Übrigen nicht zwingend tatsächlich mit dem Tod eines geliebten Menschen zusammenhängen. Abschied nehmen kann man auch vom alten Job, von der alten Wohnung oder von alten Freunden. Ihnen stehen also möglicherweise viele neue Herausforderungen bevor.

Satan

Der Satan – oder auch Teufel genannt – ist der Inbegriff des Bösen. Zum einen verkörpert er die dunkle Seite, ein Handeln ohne Herz und Moral. Haben Sie eventuell ihr Herz verhärtet und entscheiden nur durch Ihren Verstand? Oder handeln Sie allein monetär ohne Rücksicht auf Moral und Ethik? Zum anderen ist Satan der gefallene Engel, der Unangepasstheit symbolisiert, da er sich Gottes Autorität nicht unterordnen wollte. Müssen Sie sich jemandem unterordnen in Ihrer derzeitigen Lebenssituation? Darüber hinaus steht das Symbol Satan im Traum für sehr starke, verdrängte Gefühle und Wünsche. Möglicherweise handelt es sich hierbei um Gefühle und Wünsche, die Sie selbst schon längst vergessen haben. Unterbewusst scheinen Sie diese verdrängten Dinge dennoch zu beschäftigen und auch zu belasten. Gehen Sie tief in sich und versuchen Sie herauszufinden, um welche konkreten Wünsche und Gefühle es sich handeln könnte. Nur so können Sie diese aufarbeiten und schließlich dafür sorgen, dass sie Sie nicht mehr belasten.

Schlange

Die Schlange ist ein Tier, das für Hinterhalt und Betrug steht – dies kennen wir so bereits aus der Bibel, als sich der Teufel in Form einer Schlange Eva nähert und diese zum Essen der verbotenen Frucht überredet, indem er ihr sagt, dass sie nicht sterben müsse. Dadurch kam der Tod in die Welt, da es eine Lüge des Teufels war. In der Psychologie steht das Symbol der Schlange im übertragenen Sinne jedoch auch für sexuelle Bedürfnisse.

Taucht eine Schlange in Ihrem Traum auf, kann dies auf Neid und Eifersucht im realen Leben zurückzuführen sein. Vor allem dann, wenn Ihnen die Schlange als giftig erscheint, ist es sehr wahrscheinlich, dass sie für eben jene negativen Emotionen steht. Eine Schlange (vor allem dann, wenn diese ungiftig ist) kann jedoch auch vor möglichem Schaden für den Träumenden warnen.

Schlüssel

Ein Schlüssel steht allgemeinhin für verschlossene Türen, die sich mit Hilfe von eben jenem öffnen lassen. Im Traum symbolisiert der Schlüssel, dass Sie sich selbst mehr öffnen sollten und durchaus auch mal neue, ungewohnte Gedanken zulassen sollten. Machen Sie sich frei für neue Sichtweisen und legen Sie alte unliebsame Gewohnheiten und Gedankenmuster ab. Der Schlüssel steht außerdem auch für Vernunft.

Schmerzen

Schmerzen sind etwas höchst Unangenehmes – sie können uns jedoch auch in unseren Träumen höchst realistisch vorkommen. Wer im Traum von Schmerzen verfolgt wird, der wird möglicherweise auch im realen Leben von Schwierigkeiten und Leid verfolgt. Vielleicht sind es im realen Leben nicht unbedingt körperliche Schmerzen, die Sie belasten, sondern vielmehr Schmerzen seelischer Art? Möglicherweise versuchen Sie auch, diese zu unterdrücken. In Ihrem Traum sind sie nun jedoch zum Vorschein gekommen.

Schwangerschaft
Die Schwangerschaft als Traumsymbol hat eine sehr ambivalente Bedeutung: Im Allgemeinen deutet eine Schwangerschaft immer auf einen Neubeginn und Wachstum hin. Wenn Frauen von einer Schwangerschaft träumen, dann kann dies natürlich tatsächlich auf das wohl Naheliegendste hindeuten und tatsächlich eine Schwangerschaft bestehen. Oft spüren werdende Mütter dies im Unterbewusstsein, ohne dass zuvor ein Schwangerschaftstest gemacht wurde.
Das Symbol Schwangerschaft kann jedoch auch auf einen bestehenden und möglicherweise bisher unerfüllten Kinderwunsch hindeuten und damit die Sehnsucht, die man verspürt, verdeutlichen.
Jedoch muss der Traum von einer Schwangerschaft nicht zwingend etwas mit Nachwuchs zu tun haben – denken Sie doch beispielsweise an die Redewendung „mit einer Idee schwanger zu sein“. In diesem Zusammenhang drückt die Schwangerschaft einen kreativen Prozess aus und die Tatsache, dass etwas im Werdegang ist. Die Schwangerschaft im Traum kann also durchaus auch darauf hindeuten, dass Sie sich gerade in einer Schaffensphase befinden oder in Gedanken viel mit einem bestimmten Projekt beschäftigt sind.

Sexualität

Sexuelle Träume können für den Träumenden sehr schön, allerdings zum Teil auch sehr verwirrend oder gar verstörend sein – vor allem dann, wenn die sexuellen Handlungen nicht mit dem eigenen Partner, sondern mit einem Fremden oder aber mit einem Bekannten (sei es der Chef, ein Freund oder ein Arbeitskollege) ausgeführt werden.

Grundsätzlich sind Sexualität und sexuelle Lust natürlich menschliche Grundbedürfnisse, für die sich niemand schämen braucht. Dennoch kommt häufig ein schlechtes Gewissen auf, wenn man – und sei es nur im Traum – mit Menschen außerhalb der eigenen Beziehung den sexuellen Akt verübt. Aber keine Sorge! Dies muss kein Hinweis darauf sein, dass Sie mit diesen Menschen auch im realen Leben gerne Geschlechtsverkehr hätten. Vielmehr können solche Träume darauf hinweisen, dass Sie sich Nähe und Zugehörigkeit wünschen. Kann es sein, dass Sie diese Dinge im realen Leben und in Bezug auf bestimmte Personen manchmal vermissen?

Träumen Sie von Sex mit Ihrem Partner, dann ist dies als durchaus positives Zeichen zu deuten: In Ihrer Beziehung scheint es rund zu laufen und Sie scheinen voll und ganz erfüllt und zufrieden zu sein.

Stille
Wer von Stille träumt, scheint diese im realen Leben manchmal oder gar häufig zu vermissen. Ist es möglich, dass es in Ihrem aktuellen Leben sehr hektisch und chaotisch zugeht? Wünschen Sie sich manchmal eine kleine Auszeit? Auf eben jene Wünsche und Sehnsüchte deutet das Träumen von Stille hin. Sie sollten dementsprechend auf Ihr Unterbewusstsein hören und sich ab und zu eine kleine Auszeit gönnen. Möglicherweise sollten Sie manche Handlungen ganz einstellen. Versuchen Sie, zur Ruhe zu kommen und sich selbst etwas Gutes zu tun.

Spinne
Viele Menschen ekeln sich vor Spinnen oder haben gar Angst vor den achtbeinigen, behaarten Tierchen. Diese kann bis zu einer Angststörung gehen, Arachnophobie genannt. Spinnen stehen darüber hinaus für Hinterlistigkeit und Tücke. Das Träumen von einer Spinne kann also einen Hinweis darauf liefern, dass Sie sich auch im realen Leben häufig von hinterlistigen und tückischen Menschen umgeben fühlen – dementsprechend fühlen Sie sich häufig unwohl.
Träumen Sie davon, ein Spinnennetz zu zerstören, dann kann auch dies sinnbildlich auf Ihr Leben übertragen werden: Es steht symbolisch dafür, dass Sie im realen Leben diverse Intrigen, die um Sie

herum „gesponnen“ wurden, durchblickt haben.

Streit
Streiten ist grundsätzlich mit negativen Emotionen verbunden. Das Träumen von einem Streit kann auf einen inneren Konflikt mit sich selbst hinweisen oder einen Zwiespalt aufdecken, in dem man sich gerade befindet. Sind Sie aufgrund einer bestimmten Sache nicht im Reinen mit sich selbst? Wer im Traum Streit mit einer bestimmten Person hat, der sehnt sich im realen Leben möglicherweise nach einer Versöhnung. Sie sollten dieser Sehnsucht nachgehen.
Streiten Sie sich im Traum hingegen mit einer autoritären Person, wie beispielsweise einem Polizisten oder einem Lehrer, dann kann dies als Hinweis darauf gesehen werden, dass Sie sich unfair behandelt fühlen.

T

Taube
Die Taube steht wie kein anderes Symbol für Frieden. Außerdem wird sie häufig mit Liebe und Harmonie in Verbindung gebracht. Tauchen in Ihren Träumen eine oder mehrere Tauben auf, dann ist dies meist ein Zeichen dafür, dass Sie sich nach all diesen eben genannten Dingen sehnen: Nach Liebe,

Frieden und Harmonie. Möglicherweise sind Sie in Ihrer aktuellen Beziehung unglücklich oder aber Ihnen fehlt die Zuneigung Ihres Partners. Sie sollten diese Sorgen auf jeden Fall ansprechen.

Möglicherweise sind jedoch auch Probleme innerhalb der eigenen Familie die Ursache für diese Art von Träumen. Wer mitten in einem Familienstreit steckt, sehnt sich nach Frieden und Harmonie. Sie sollten sich unbedingt darüber bewusst werden, was die genaue Ursache für Ihre Sehnsucht nach Liebe, Frieden und Harmonie ist. Nur so können Sie Ihr Bedürfnis danach stillen.

Tod

Das Träumen vom Tod kann für die Betreffenden sehr belastend und unschön sein. Allerdings gilt hier ganz besonders: Vergessen Sie nicht, dass Träume stets symbolisch gedeutet werden sollen – und niemals als Prophezeiung gesehen werden dürfen.

Das Träumen vom Tod symbolisiert meist die Angst vor einem Ende. Damit muss jedoch nicht zwingend die Angst vor dem Ende des Lebens gemeint sein. Häufiger verbirgt sich dahinter die Angst vor anderen „Endpunken“ wie z. B. die Angst vor der Rente (also nach dem Ende der Arbeitsära) oder aber die Angst vor dem Ende einer Beziehung.

Das Träumen vom Tod kann damit einhergehend jedoch auch einen Neubeginn symbolisieren: Nach jedem Ende folgt ein Anfang und ein Neubeginn, der viele Chancen und großes Potenzial in sich birgt. Versuchen Sie also jedes Ende gleichzeitig auch als eine neue Chance zu begreifen. Lassen Sie Dinge, die der Vergangenheit angehören, ruhen und begraben Sie innere Konflikte.

Trauer

Wer trauert, versucht ein bestimmtes Erlebnis zu verkraften und zu verarbeiten. Trauer ist zwar an und für sich kein sonderlich positives Gefühl – dennoch hilft Sie uns wieder zurück ins Leben zu finden und Dinge zu verarbeiten. Deuten Sie also das Träumen von Trauer nicht als zu negativ – es deutet vielmehr darauf hin, dass Sie in der Lage sind, alles zu schaffen und auch schwere Schicksalsschläge überwinden können.

Das Träumen von Trauer kann außerdem auch ein Hinweis auf anstehendes Glück sein.

Trennung

Wer von der Trennung des Partners oder Ehemannes träumt, der steht möglicherweise tatsächlich vor Beziehungsproblemen. Sie sollten diese in jedem Fall ansprechen und das klärende Gespräch mit Ihrem Partner suchen – vielleicht lässt sich so im realen Leben eine Trennung verhindern.

Möglicherweise deutet das Traumsymbol Trennung jedoch auch auf etwas ganz anderes hin: Kann es sein, dass Sie sich in Ihrer Beziehung oft eingeengt

fühlen und sich mehr Freiraum wünschen? Es kann darauf hindeuten, dass Sie auch im Wachzustand bereits mindestens einmal darüber nachgedacht haben, sich tatsächlich zu trennen.
Die Trennung muss jedoch nicht immer zwingend für zwei Menschen stehen – es kann auch vorkommen, dass einzelne Persönlichkeitsanteile in einer schlechten Beziehung zueinander stehen und sich nur schwer miteinander vereinen lassen. Sie sollten daher unbedingt für sich selbst herausfinden, ob es Persönlichkeitsmerkmale an Ihnen gibt, die im Widerspruch zueinander stehen.

Treppe

Treppen führen uns meist irgendwo hin: Entweder nach oben oder nach unten. Treppen sind ein fester Bestandteil unseres Lebens und in fast jedem Gebäude vorzufinden. Doch seien Sie einmal ehrlich: Nehmen Sie immer die Treppe – oder doch lieber den Fahrstuhl, weil dieser die bequemere und unanstrengendere Alternative ist? Es hat wohl sicher schon jeder einmal auf Grund von Faulheit den Fahrstuhl bevorzugt. Für unsere körperliche Fitness kann diese Bequemlichkeit auf Dauer jedoch negativ sein. Dieses Prinzip lässt sich so auch auf das Traumsymbol Treppe übertragen: Häufig tendieren Sie in Ihrem Alltag dazu, den „leichten“ Weg zu gehen. Sie scheuen oft vor Herausforderungen und Anstrengungen zurück. Tief in

Ihrem Inneren wissen Sie jedoch, dass Sie dies auf Dauer so nicht machen können. Sie werden so niemals Ihre Ziele zu Ihrer Befriedigung erreichen können. Nehmen Sie sich in Zukunft also ruhig auch mal Herausforderungen an und gehen Sie auch einmal den „schweren“ Weg – das Erfolgserlebnis danach wird Sie für Ihre zusätzlichen Mühen belohnen.

U

Uhr

Eine tickende Uhr löst bei vielen Menschen ein Gefühl von Nervosität aus – immerhin verdeutlicht uns eine tickende Uhr, dass unsere Zeit begrenzt und vergänglich ist. Möglicherweise ist dies eine Sache, die Sie in Ihrer aktuellen Lebenssituation stark beschäftigt? Eine Uhr im Traum weist auf die Vergänglichkeit aller Dinge hin und macht Ihnen deutlich, dass Sie die Zeit, die Ihnen zur Verfügung steht, bestmöglich nutzen sollten.

Umarmung

Eine Umarmung wird meist mit etwas Positivem verbunden – immerhin steht die Geste für die enge Verbundenheit zwischen zwei Personen. Besonders gerne umarmen wir natürlich Menschen, die uns etwas bedeuten und uns wichtig sind: Unsere

Kinder, unsere Eltern, unsere Partner oder Freunde. Achten Sie auf jeden Fall darauf, wen Sie in Ihrem Traum umarmen. Dies kann nämlich wichtige Hinweise liefern. Die Umarmung an sich symbolisiert tiefe Zuneigung gegenüber der Person, der die Umarmung gilt. Möglicherweise haben Sie diese Person schon seit Längerem nicht mehr gesehen und vermissen Sie. Vielleicht haben Sie der betroffenen Person aber auch schon viel zu lange nicht mehr gesagt, was sie Ihnen bedeutet. Nehmen Sie doch Ihren Traum als Motivation, dies in Kürze zu machen.

Urlaub

Urlaub steht allgemein für Erholung und eine Auszeit vom alltäglichen Stress. Kann es sein, dass Sie zur Zeit einer besonders stressigen Situation ausgesetzt sind und Sie sich eine kleine Auszeit wünschen? Genau darauf deutet das Symbol Urlaub im Traum nämlich hin. Sie sollten aufpassen, sich nicht zu übernehmen und stets auf sich selbst hören. Wenn Sie merken, dass Sie oder Ihr Körper eine Pause brauchen, dann zögern Sie nicht – gönnen Sie sich eine kleine Auszeit! So bleiben Sie auf Dauer leistungsfähiger.

V

Vampir

Wer von Vampiren träumt oder gar davon träumt selbst ein Vampir zu sein, der steht im realen Leben möglicherweise gerade vor einer großen Herausforderung oder aber einer Aufgabe, der er sich nicht gewachsen fühlt. Sie haben in Hinblick auf eben jene Aufgabe ein ungutes Gefühl – Sie fühlen sich zu schwach, zu wenig vorbereitet oder einfach nur machtlos. Sie sollten aus diesem negativen Gedankenmodell versuchen auszusteigen und an Ihrer Einstellung arbeiten. Gehen Sie an alle anstehenden Herausforderungen mutig und selbstbewusst heran.

Wer von Vampiren träumt, könnte möglicherweise im realen Leben auch darunter leiden, ausgesaugt bzw. ausgebeutet zu werden. Damit ist jedoch nicht unbedingt die körperliche Ausbeutung gemeint – vielmehr geht es um die psychische Ausbeutung. Haben Sie manchmal das Gefühl ausgenutzt oder unfair behandelt zu werden? Gehen Sie diesem Gefühl in jedem Fall nach.

Verfolgung

Träume, in denen man verfolgt wird, gehören wohl zu den absoluten Traum-Klassikern, die fast jeder kennt. Eine schöne Erfahrung sind sie jedoch nicht – ganz im Gegenteil: Nicht selten wacht man nach solch einem Traum schweißgebadet und mitten

in der Nacht auf. Wollen Sie einen solchen Traum genauer deuten, kommt es ein wenig auf die Perspektive an. Sind Sie es selbst, der vor etwas wegrennt bzw. von jemandem verfolgt wird, bedeutet dies im übertragenen Sinne, dass Sie auch im realen Leben vor einer bestimmten Situation wegrennen. Sie versuchen einer Sache, die für Sie unangenehm ist oder vor der Sie sich gar fürchten, aus dem Weg zu gehen. Innerlich verfolgt Sie dies jedoch, was zu einem Ungleichgewicht und einer inneren Unruhe führt.
Sind Sie jedoch in Ihrem Traum in der Rolle des Verfolgers, kann dies darauf hindeuten, dass Sie im realen Leben etwas auf der Spur sind. Sie sollten nicht lockerlassen und der Sache so lange nachgehen, bis Sie Gewissheit haben und der Sache auf den Grund gegangen sind.

Verlaufen

Wer sich schon einmal verlaufen hat, der weiß, wie man sich dabei fühlt: Hilflos. Meistens kommen früher oder später zudem Panik und Angst hinzu. Meistens gehören also die Träume, in denen man sich verlaufen hat, zu der eher unangenehmen Sorte. Die Angst vor dem Verlaufen spiegelt eine tief in uns verwurzelte Angst wider: Die Angst vor dem Fremden und Unbekannten. Die Angst davor, das gewohnte Umfeld zu verlassen und nicht mehr zurückzufinden. Möglicherweise stehen Sie also

gerade vor einer Veränderung in Ihrem Leben, die es Ihnen abverlangt, neue und unbekannte Wege zu gehen. Sie haben jedoch Zweifel an der ganzen Sache und vielleicht sogar ein wenig Angst. Dabei brauchen Sie die nicht zu haben: Schließlich kann man sich auch gegen das Verlaufen wappnen, zum Beispiel indem man sich gut rüstet und die neue Umgebung bewusst kennenlernt.
Möglicherweise deutet Ihr Traum vom Verlaufen aber auch darauf hin, dass Sie sich zur Zeit sehr verloren fühlen. Sie finden einfach den „richtigen“ Weg nicht mehr. Sie sollten versuchen herauszufinden, seit wann Sie sich so verloren fühlen und wann Sie vom „rechten“ Weg abgekommen sind. Nur so können Sie es schaffen, dieses Gefühl des Sich-Verlaufen-Habens abzulegen.

Verliebt

Das Träumen von Verliebtheit wird leider sehr häufig falsch interpretiert: Viele Menschen gehen davon aus, dass es ein Zeichen dafür ist, dass man sich bald auch im Wachzustand verlieben wird und eine glückliche Beziehung auf einen wartet. Leider deutet das Traumsymbol Verliebtheit allerdings oft auf das genaue Gegenteil hin: Der Träumende neigt sehr wahrscheinlich dazu, im realen Leben ein emotionaler Mensch zu sein, der seine Gefühle offen zeigt und mit diesen sehr überschwänglich umgeht. Sind Sie ein Mensch, der sich sehr schnell

Hals über Kopf verliebt? Dann verstehen Sie das Traumsymbol Verliebtheit auf jeden Fall als Warnung: Gehen Sie nicht zu leichtfertig mit Ihren Gefühlen um und verschenken Sie Ihr Herz nicht zu schnell – häufig geht dies nämlich mit großen Enttäuschungen und einem gebrochenen Herzen einher. Sie sollten vielmehr darauf achten, sich über Ihre wahren Gefühle bewusst zu werden und diese kritisch zu hinterfragen und zu prüfen. So gesehen kann man das Traumsymbol Verliebt also dennoch als positives Zeichen werten: Es kann immerhin dabei helfen, vor einer großen Enttäuschung bewahrt zu werden.

Verstecken

Das Traumsymbol Verstecken deutet darauf hin, dass der Träumende im Wachzustand häufig seine Ansichten, Denkweisen und Meinungen wechselt. Sie sollten dieses Verhalten in jedem Fall kritisch überdenken – das Traumbild fordert den Träumenden nämlich dazu auf, seine Einstellung zu wechseln.

Das Verstecken im Traum kann jedoch auch darauf hindeuten, dass der Träumende auch im realen Leben etwas zu verbergen hat oder eine Sache begangen hat, für die er sich schämt und die er nun zu verstecken gedenkt. Wahrscheinlich haben wir alle Seiten und Eigenschaften an uns, die wir manchmal lieber verbergen. Genau so hat wohl jeder schon einmal etwas gemacht, das er lieber nicht an die große Glocke hängen möchte. Sobald Sie damit niemandem schaden und auch mit sich selber im Reinen sind, ist dies auch nicht weiter bedenklich.

Verzweiflung

Das Symbol Verzweiflung tritt vor allem dann häufig im Traum auf, wenn sich berufliche Probleme auftun. Im privaten und häuslichen Bereich läuft indes meist alles gut. Die beruflichen Probleme verfolgen einen jedoch im realen Leben und sorgen so für einen großen Druck, auf welchen das Unterbewusstsein mit Hilfe des Träumens aufmerksam machen möchte.

Vulkan

Was kommt Ihnen in den Sinn, wenn Sie an einen Vulkan denken? Die meisten Menschen denken dann wohl an Vulkanausbrüche, an Lava, Feuer und Hitze; an eine unbändige Naturgewalt, die niemand aufhalten kann. Im übertragenen Sinne bedeutet das Symbol Vulkan dies auch für Ihren Traum: In Ihnen selbst brodelt etwas. Gefühle haben sich aufgestaut und sie warten darauf, endlich freigelassen zu werden. Sie sollten Ihre Gefühle daher nicht länger verdrängen – sonst droht ein schlimmer und unkontrollierter Wutausbruch.

Der Vulkan kann jedoch auch als positives Symbol

betrachtet werden: Er kann im Traum auch einen Durchbruch symbolisieren. Möglicherweise haben Sie im realen Leben für einen langen Zeitraum auf etwas hingearbeitet oder hin gefiebert. Bald ist es so weit und Ihre Bemühungen werden belohnt: Der Durchbruch steht kurz bevor. Geben Sie jetzt also nicht auf und nehmen Sie dieses Traumsymbol als Zeichen dafür, stets weiter zu machen.

W

Waage

Das Traumsymbol Waage steht für Entscheidungen. Genauer gesagt für Entscheidungen, die gut bedacht und im wahrsten Sinne des Wortes weise abgewogen werden müssen. Möglicherweise stehen auch Sie gerade vor einer wichtigen Entscheidung in Ihrem Leben: Vor der Wahl Ihres Studiengangs, vor der Entscheidung für einen neuen Job oder aber vor einer privaten Entscheidung wie beispielsweise die Entscheidung für oder gegen einen Partner oder aber für oder gegen den Kinderwunsch. Im Leben treffen wir auf viele Entscheidungen – manche fallen uns leicht, andere wiederum bringen uns ins Grübeln und bereiten uns Kopfzerbrechen. Sie sollten an die Entscheidung am besten ganz rational rangehen: Wägen Sie die verschiedenen Möglichkeiten gegeneinander ab, zum Beispiel mit Hilfe einer Pro-und-Contra-Liste. Danach werden Sie Ihre Möglichkeiten klarer vor sich sehen und der Prozess der Entscheidungsfindung wird Ihnen leichter fallen.

Wasser

Grundsätzlich steht Wasser wie nichts anderes für Leben – es ermöglicht Nahrung und ist für den Menschen im wahrsten Sinne des Wortes überlebenswichtig. Wasser steht für Reinheit und im Zuge dessen auch für Reinigung. Möglicherweise haben Sie sich im realen Leben „befleckt" und etwas getan, von dem Sie sich gerne freisprechen oder eben „reinigen" möchten. Das Träumen von Wasser macht diese Sehnsucht deutlich. Wasser kann jedoch auch für Frieden stehen. Auch hier kann dies jedoch auf verschiedene Arten ausgelegt werden: Entweder sehnen Sie sich nach Frieden (beispielsweise nach einem Streit) oder aber in Ihrem Leben ist seit langer Zeit endlich wieder Frieden eingekehrt.

Tritt das Wasser in Ihrem Traum eher stürmisch und unruhig auf, deutet dies auf schwierige Zeiten hin, die sich anbahnen. Sie spüren, dass sich im wahrsten Sinne des Wortes ein Sturm zusammenbraut.

Y

Yeti

Der Yeti ist ein Fabelwesen, das der Legende nach vor allem in schneebedeckten, eisigen Gegenden zu Hause ist. Das Traumsymbol Yeti gilt als Vertreter der Natur, weil der Yeti als ebenso unbeherrschbar gilt. Wer von einem Yeti träumt, der sollte dies als Hinweis wahrnehmen, mehr im Einklang mit der Natur zu leben. In manchen Träumen dient der Yeti darüber hinaus als Überbringer einer Botschaft. In diesem Fall sollten Sie verstärkt darauf achten, was die Botschaft beinhaltet und diese mit Hilfe der aufgelisteten Traumsymbole separat deuten.

Z

Zauberstab

Ein kleines bisschen Magie würden sich viele Menschen in Ihrem Leben wünschen. Dies drückt auch das Traumsymbol Zauberstab aus: Sie wünschen sich Veränderung in Ihrem Leben und die Fähigkeit, diese – wie mit einem Zauberstab – in die Wege leiten zu können.

Ein weiterer möglicher Deutungsansatz ist folgender: Sie lernen langsam Ihre eigene Wirkung auf andere kennen. Oder aber es verhält sich genau andersherum und Ihnen wird die Wirkung anderer bestimmter Personen auf Sie selbst bewusst.

Zähne

Zähne sind für uns Menschen ein unverzichtbares Werkzeug – vor allem bei der Nahrungsaufnahme. Zähne gelten auch als ein Zeichen der Abwehr: Im Kampf können Sie uns als Beiß-Instrument dienen und so den Gegner außer Gefecht setzen. Wer schlechte Zähne hat oder wem gar Zähne fehlen, der hat ein Problem. Daher stehen ausfallende Zähne auch im Traum für negative Ereignisse: Sie deuten auf Misserfolge in diversen Lebensbereichen und generelle Machtlosigkeit hin. Sind es drei oder mehr Zähne, die ausfallen, kann dies auf einen Verlust hindeuten. Falls Sie sich im Traum den Zahn selbst ziehen, dann haben Sie sich mit etwas verschätzt.
Wer hingegen von gesunden und intakten Zähnen träumt, der durchlebt im realen Leben sehr wahrscheinlich gerade eine erfolgreiche Phase – entweder im beruflichen oder privaten Umfeld.

Zecken

Zecken gelten als nicht sehr beliebt: Die kleinen Blutsauger gelten nicht nur als lästig, sondern sogar als gefährlich. Sie können gefährliche und gesundheitsgefährdende Reaktionen auslösen und so für uns Menschen zu einer großen Gefahr werden. Auf was es Zecken abgesehen haben ist klar: Unser

Blut.
Oft haben wir es auch im realen Leben mit Zecken zu tun – gemeint sind damit allerdings nicht die kleinen Tierchen, sondern „menschliche Zecken“. Im Gegensatz zu den tierischen Zecken rauben diese jedoch nicht unser Blut, sondern unsere Energie und unsere Zeit. Menschliche Zecken nehmen ständig, geben jedoch nichts zurück. Haben Sie eine solche Erfahrung auch schon mal gemacht? Möglicherweise könnte Ihr Traum darauf hinweisen. Sie sollten diesem Hinweis nachgehen.

Zwerg
Zwerge sind Fabelwesen, die vor allem durch ihre besonders kleine Körpergröße definiert werden. Wer von Zwergen träumt, tendiert dazu, sich selbst im realen Leben manchmal als sehr klein und minderwertig wahrzunehmen. Sie haben manchmal sprichwörtlich das Gefühl, von anderen Menschen nicht gesehen zu werden. Sie sehnen sich häufig nach mehr Anerkennung und „Größe“. Ihre Persönlichkeit wird häufig von Minderwertigkeitskomplexen dominiert. Sie sollten diesen auf den Grund gehen und herausfinden, woher diese Selbstzweifel und Komplexe kommen. Nur so können Sie lernen, mit diesen umzugehen und diese letztendlich zu bekämpfen.

Zu guter Letzt...

Sie sind nun am Ende dieses Büchleins angelangt – und damit hoffentlich um einige Erkenntnisse reicher! Sie haben auf den letzten Seiten alles rund um das Thema „Traumdeutung“ erfahren und sind damit in eine Welt eingetaucht, die Ihnen vorher vielleicht noch ganz fremd erschienen ist. Sie haben gelernt, dass unsere Träume so viel mehr sind als aufregende, schöne, manchmal auch verstörende Bilder, die unser Gehirn im Schlaf produziert. Träume sind der Schlüssel zu uns selbst – zumindest dann, wenn man sie deuten kann. Im Traum verarbeiten wir Menschen all die Dinge, die wir tagsüber erleben. Unser Gehirn nimmt all die Emotionen, Gefühle und Erlebnisse auf und sortiert diese in der Nacht mit Hilfe des Träumens.

Dass Träume einiges über uns selbst verraten können, haben die Menschen bereits vor hunderten von Jahren erkannt. Zwar hat sich die Kunst der Traumdeutung im Laufe der Zeit gewandelt und weiterentwickelt – einige Dinge sind jedoch auch gleich geblieben. Träume zu deuten kann uns allen helfen, uns selbst besser kennen zu lernen und zu verstehen. Es kann uns helfen, im Alltag besser mit Problemen umgehen zu können, Entscheidungen leichter treffen zu können oder aber Konflikte schneller lösen zu können. Alles in allem: Wer die Kunst der Traumdeutung beherrscht, der wird auf ganzer Linie davon profitieren. Dass dies überhaupt nicht schwierig und kompliziert ist, haben Sie auf den vorhergehenden Seiten gelernt.

Mit Hilfe dieses Büchleins haben Sie gelernt, was es bedeutet, zu träumen. Sie haben gelernt, wie Sie mit Ihren Träumen umgehen sollten und diese zur Deutung dokumentieren sollten. Sie kennen nun die Bedeutungen zahlreicher Traumsymbole und Zeichen. Mit Hilfe dieser werden Sie zukünftig in der Lage sein, all Ihre Träume zu deuten und diesen eine Bedeutung zu geben. Ich freue mich, dass ich Sie auf diesem spannenden Weg begleiten durfte! Geben Sie Ihr Wissen gerne auch an andere Menschen weiter. Und denken Sie stets daran: Jede Deutung hat meist zwei Seiten und kann verschieden interpretiert werden. Das Wichtigste: Beziehen Sie alle Symbole und Zeichen stets auf IHR Leben und auf IHRE individuelle Situation. Mit ein wenig Übung wird dies hoffentlich schon bald problemlos klappen.

Mir bleibt nun nicht mehr viel zu sagen, außer:

Machen Sie es gut und träumen Sie schön!

Ihnen hat dieses Buch gefallen oder Sie haben konstruktive Kritik? Dann verfassen Sie gerne eine ehrliche Rezension auf Amazon!

Folgende Bücher empfehle ich Ihnen als weitere Lektüre über dieses Buch hinaus:

Stress abbauen durch Waldbaden

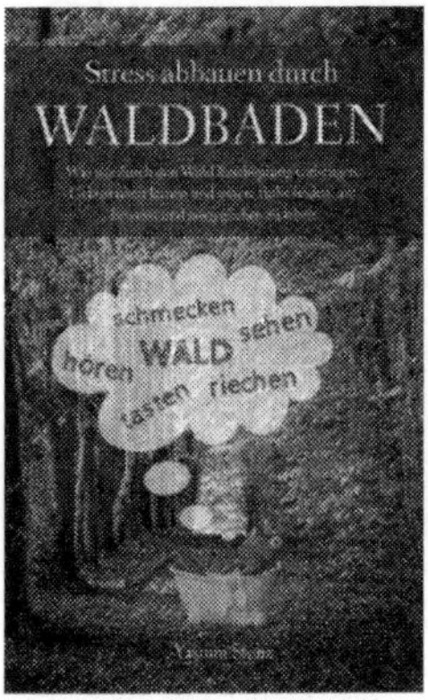

Resilienz trainieren

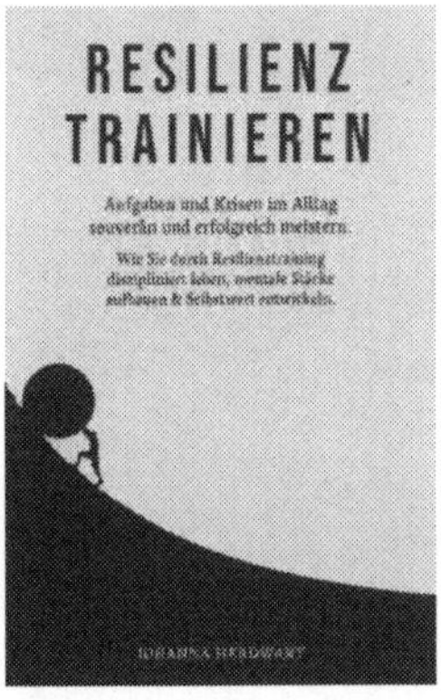

Grübeln stoppen & innere Ruhe finden

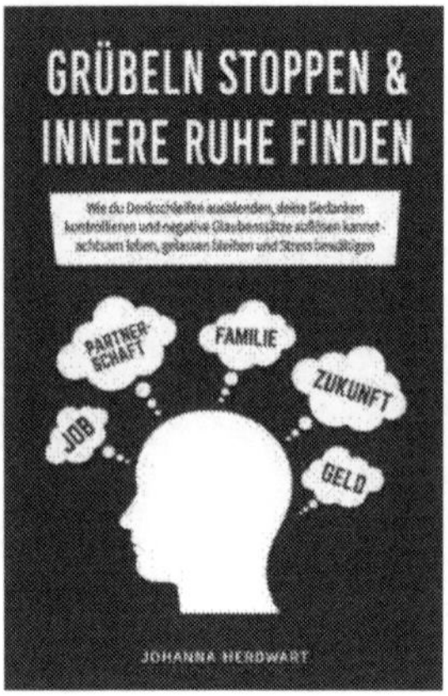

Haftungsausschluss

Der Inhalt dieses Buches wurde mit großer Sorgfalt geprüft und erstellt. Für die Vollständigkeit, Richtigkeit und Aktualität der Inhalte kann jedoch keine Garantie oder Gewähr übernommen werden. Es wird keine juristische Verantwortung oder Haftung für Schäden übernommen, die aus der Anwendung der in diesem Buch gemachten Vorschläge resultieren. Der Inhalt sollte nicht mit medizinischer Hilfe verwechselt werden: Die in diesem Buch enthaltenen Hinweise stellen keinen Ersatz für kompetenten medizinischen Rat dar. Es kann auch keine Garantie für Erfolg übernommen werden.

Impressum

Martin Dörnhaus
c/o Block Services
Stuttgarter Str. 106
70736 Fellbach
m.doernhaus@gmx.de

Printed in Poland
by Amazon Fulfillment
Poland Sp. z o.o., Wrocław

89667928R00076